はじめよう在宅歯科医療

在宅療養を支える"かかりつけ歯科医の役割"と"地域包括ケア"

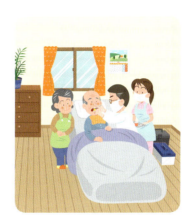

監修

細野 純
東京都大田区・開業

冨田かをり
昭和大学歯学部
スペシャルニーズ口腔医学講座

はじめに

在宅療養を支えるために

　2015年は「団塊の世代」が75歳以上となる2025年に向けて、予防、医療、介護、福祉などの提供体制の再構築へのカウントダウンが始まる年であります。都道府県の医療計画をはじめ、医療や介護などの制度面の改革が進むことになり、地域における在宅医療の推進はさらに重要となります。住み慣れた在宅での看取りを前提とした在宅医療がさらに展開されていくことになりますが、在宅療養を支えるためには、在宅医師、歯科医師、薬剤師、訪問看護師などの医療連携だけではなく、介護や福祉、行政や後方支援の病院との連携が不可欠です。今後、地域包括ケアシステムの構築に向けての取り組みが加速され、歯科診療所は、その一翼を担っていくことになります。

　在宅歯科医療は、歯科診療所などに通院が困難な要介護者に対して、歯科治療、口腔機能管理、歯科専門職による口腔のケア、摂食嚥下リハビリテーションなどを提供する包括的な歯科医療であります。住み慣れた地域で療養する患者、家族に寄り添い、口腔のケアや食への支援を通じて、多職種と連携協働しながら、「口から食べること」を支え最期まで、生きる意欲を支援する生活の医療といえるでしょう。

　在宅歯科医療の推進には、生活の場、暮らしの場における歯科医療のかかわり方の「マインド」、歯科治療には多くの器材が必要であり、安全な歯科訪問診療を提供するための「スキル」、地域の医療や介護との連携、病診連携などの「システム」、そして診療報酬などの経済的な「インセンティブ」が求められます。

本書について

　本書は、かかりつけ歯科医として在宅歯科医療にいかにかかわっていくのか？　多職種協働をどのように構築していくのか？　などを中心に、現場の歯科医師、歯科衛生士などの経験談、後方支援の歯科病院や地域医療支援病院の歯科の取り組み、地域で連携協働する在宅医師、訪問看護師からの声、さらに患者さん、ご家族からの声なども含めた構成となっております。第一部「在宅歯科医療現場からのメッセージ」は髙藤、松本、新谷が、また「歯科訪問診療で大切なこと」は細野と冨田が執筆しました。第二部は取材をもとにデンタルダイヤモンド社がまとめ、全体の企画と監修は細野と冨田が担当しました。

　これから歯科訪問診療をはじめようと考えている歯科医師、歯科衛生士はもとより、病院歯科などの皆様にも、在宅歯科医療の現場や地域医療連携などについてご参考にしていただき、在宅療養を支えるための一助になれば幸甚です。

2025年に向けてのカウントダウンが始まる

日本の超高齢化は進み、地域包括ケアにおける歯科医療の果たす役割は大きく、在宅歯科医療の必要性が高まっている。

2025年には、人口構成比で最も多い「団塊の世代」が75歳以上の高齢者となる

日本の65歳以上の高齢者数の推計は3,296万人で総人口の25.9%であり、いわゆる「団塊の世代」が65歳以上となり、国民の4人に1人が65歳以上になりました。また、75歳以上の高齢者数は、1,590万人であり、総人口の12.5%となっています。

今後、75歳以上の高齢者の増加に伴い、要介護者の増加とともに、認知症高齢者、独居や高齢者夫婦のみの世帯の増加などが見込まれます。疾病や障害により歯科診療所などへの通院が困難となる要介護高齢者も増加することから、かかりつけ歯科医の機能として、在宅歯科医療の必要性は高くなります。

高齢者の現在歯数は増加し（図1）、8020達成者も増えています。今後、75歳以上の高齢者が増加し、多くの歯のある高齢者が要介護の状態になる可能性が高くなります。口腔のケアも介助が必要となり、残存する歯のう蝕や歯周疾患も多くなることが推測されます。また、インプラントを入れた方も増加することから、歯科訪問診療における治療内容は、従来とは異なる対応も想定されます。在宅主治医や訪問看護師、薬剤師との連携はもちろん、歯科訪問診療での治療には限界があることから、後方支援の病院歯科などとの連携が不可欠です。地域医療連携を前提とした在宅歯科医療を提供できるように、日頃から地域の歯科医師会などの地域医療連携にかかわる研修会などを受講して、顔の見える地域医療連携がとれるようにしておくことが大切です。

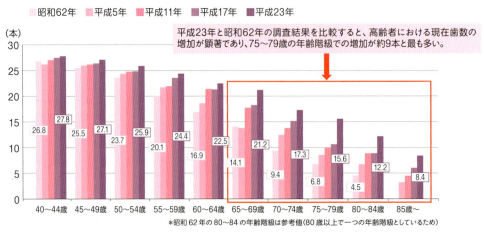

図1 年齢階級別の一人平均現在歯数の推移。（厚生労働省「歯科疾患実態調査」より引用・改変）

継続した口腔機能管理は、食生活を支え、高齢者の健康で生きがいのある生活にかかせない

口腔機能は、人がその人らしく生きていくためには欠かせない機能であり、生涯にわたるQOLの維持向上に大きくかかわっています。特に高齢者の低栄養と誤嚥性肺炎の予防、そして、食べることや会話の楽しみを最期まで維持するためにも、継続的な口腔機能管理を行う歯科保健医療の役割は大きく、通院が困難になった場合でも、在宅歯科医療を通じて、口腔機能管理を継続的に提供することがかかりつけ歯科医としての役割です。

日本人の死因の第1位はがんなどの悪性新生物、第2位は心疾患、第3位は肺炎、第4位が脳血管疾患（脳卒中）となっています（図2）。死因の第3位である肺炎は、誤嚥性肺炎も多く、口腔のケアや定期的な歯科医師、歯科衛生士の継続的な専門的口腔衛生処置が不可欠です。また、がん治療などの周術期や緩和医療においても、口腔機能管理は、口腔領域の苦痛やがん治療の合併症の軽減、入院期間の短縮にもつながり、医科から歯科への期待も大きくなっています。高齢期になっても、かかりつけ歯科医を持ち、定期的な歯科健診と口腔機能の維持向上は、食生活の充実と健康で生きがいのある老後を過ごすための鍵といえます。歯周病や歯の喪失予防と歯科治療による口腔機能の維持改善が糖尿病などの生活習慣病予防や栄養状態の改善に関連していることが周知されてきており、医科歯科連携はますます、必要となります。

一方、要介護になる原因は、死亡原因とは異なり、第1位は脳血管疾患（脳卒中）、第2位が認知症、第3位が高齢による衰弱、第4位が関節疾患、第5位が骨折・転倒であり、これらが、要介護の原因の約72％を占めています。歯科訪問診療の対象となる「通院が困難な原因疾患」は、要介護の原因疾患とほぼ同じであることから、これらの疾患、障害について理解するとともに、通院可能な時から高齢者の生活機能低下の早期発見、早期対処、自立支援をめざした介護予防の視点を持つことが大切です。

歯科医療は外来診療が中心ですが、70歳ぐらいから高齢者の外来受療率は下がってくるので、通院が困難になった時点で歯科訪問診療の要請を受けられるような歯科医院の体制づくりが必要です（図3）。

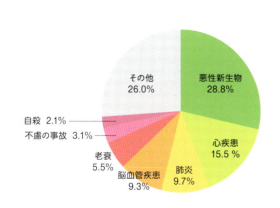

図2　主な死因別死亡数の割合（平成25年）。
（厚生労働省「平成25年人口動態統計月報年計（概数）の概況」より引用・改変）

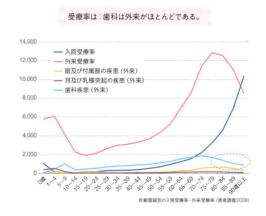

図3　年齢階級別の入院受療率・外来受療率。
（厚生労働省「平成20年（2008）患者調査の概況」より引用・改変）

2025年に向けてのカウントダウンが始まる

生きる意欲を支える
生活の医療としての在宅歯科医療をめざして。

歯科訪問診療の要請と訪問先

歯科訪問診療の要請は、主に患者さんとご家族、介護施設、ケアマネジャーなどからが多いのが現状です。

歯科以外の医療職や介護職に向けて、要介護者の口腔機能の維持の重要性、口腔のケアや歯科治療の必要性ついて周知することも大切で、歯科診療所に来院された場合には、歯科訪問診療や、要介護者の口腔のケアなどの重要性について啓発しておくことが大切でしょう。在宅歯科医療の推進にむけて、歯科医院の中でできることも多くあると考えられます。

歯科訪問診療の訪問先は、居宅や介護付有料老人ホーム、サービス付高齢者向け住宅、介護保険施設などが多いですが、歯科標榜のない医科病院への訪問もあります（図4）。

患者さんの療養や入院状況によって、訪問先も変わってくるケースもあり、病院の場合には、入院期間という制限もあり、退院後、引き続き、居宅や施設などへ歯科訪問診療を継続するケースもあります。また、居宅での療養が始まり、在宅医療や介護サービスなどを導入したばかりの開始期、デイサービス、ショートステイなどを利用しながら、比較的安定した在宅療養を過ごす安定期、そして、入退院を繰り返す段階から、人生の最終段階を迎える時期と、在宅療養にもステージがあるので、初めて訪問する場合には、患者さんとご家族がどのようなステージにあるのかも把握しておくことが大切です。

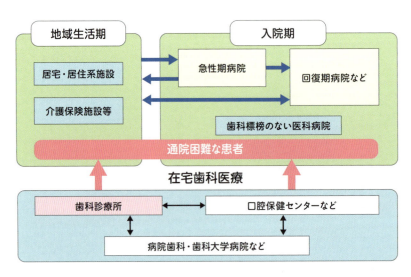

図4　歯科訪問診療と訪問先。

歯科訪問診療の流れを理解し、準備とスタッフとの事前打ち合わせが大切

歯科訪問診療は、診療の場が変わることから、歯科医院の歯科診療と比較して移動や、器材の搬入など、準備も煩雑になります。安全な歯科訪問診療を継続的に提供するための歯科医院側の体制が必要であるとともに、歯科訪問診療の全体の流れを把握し、事前の準備をしっかりとしておくことが大切です。

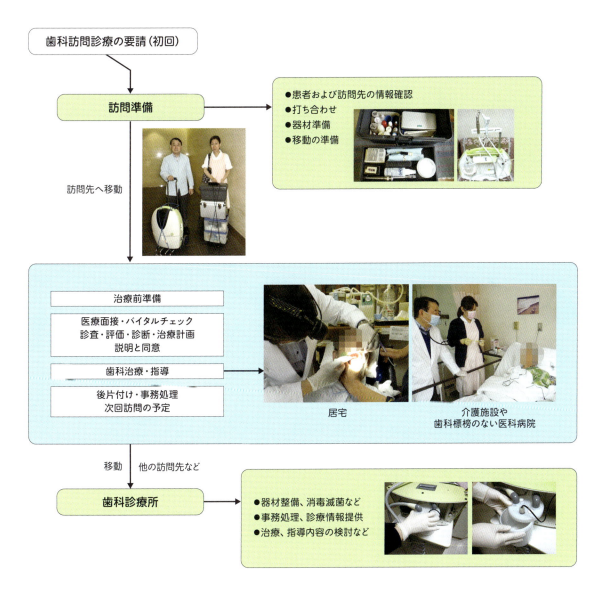

図5 歯科訪問診療の流れ。

目次

はじめに
2025年に向けてのカウントダウンが始まる

第一部
在宅歯科医療は医療の原点 11

在宅歯科医療現場からのメッセージ

歯科衛生士として生きる楽しみを支援する
東京都大田区 細野歯科クリニック　歯科衛生士　髙藤奈津子 12

歯科訪問診療から生まれる笑顔が嬉しくて
東京都大田区 医療法人松栄会 馬込中央診療所　歯科医師　松本めぐみ 16

多職種から求められる歯科医師になるために
東京都大田区 新谷歯科医院　歯科医師　新谷浩和 20

歯科訪問診療で大切なこと

- 歯科訪問診療のスムーズな導入 24
- 訪問先の状況の把握 26
- 訪問時の留意点 28
- 歯科訪問診療で必要な器材① ～歯科訪問診療の必需品～ 30
- 歯科訪問診療で必要な器材② ～小型軽量のポータブルエンジンは常に持参します～ 32
- 歯科訪問診療時の留意点 34
- 歯科訪問診療で必要な器材③ ～歯科訪問診療での保存や補綴処置～ 36
- 口腔のケア① ～口から行う健康管理～ 38
- 口腔のケア② ～ケア時のリスク管理～ 40
- 口腔のケア③ ～受容のための基本～ 42
- 口腔のケア④ ～口腔乾燥に注意！～ 44
- 口腔のケア⑤ ～日常的なケアの指導～ 46
- 口から食べることを支える 48
- 基礎疾患と服薬の留意点 54
- 地域包括ケアシステムと在宅療養を支える地域医療連携 58

第二部
在宅療養を支える地域の輪 ……………………………………………… 61

声 〜地域から歯科界へ〜

在宅主治医の声
東京都大田区 鈴木内科医院　医師　**鈴木 央 先生** ……………………………… 62

訪問看護師の声
東京都大田区 大森山王訪問看護ステーション　看護師　**吉見真由美 さん** ……………… 66

行政の歯科衛生士の声
東京都大田区 大田区保健所 大森地域健康課　歯科衛生士　**伊東由香 さん** ……………… 68

後方支援の歯科病院の声
昭和大学歯科病院 口腔リハビリテーション科　**高橋浩二 先生　伊原良明 先生** ……… 71

後方支援の総合病院の声
荏原病院 歯科口腔外科　**長谷川士朗 先生** …………………………………… 74

患者さんとご家族の声

高齢者を介護するご家族の願い …………………………………………… 76
ご子息を介護するお母様の想い …………………………………………… 78

あとがき ………………………………………………………………… 81

第一部

在宅歯科医療は医療の原点

居宅や介護施設は生活の場であり、そこで行う歯科診療は不具合を最小限にとどめ、少しでも快適な生活を支援することがゴールです。患者さんやご家族の"生活を支える"という視点は特別なことではなく、医療の原点ともいえます。

第一部では在宅歯科医療に取り組んでいる歯科医療従事者の声、そして歯科訪問診療で大切なことをまとめました。

歯科衛生士として生きる楽しみを支援する

はじめのうちは口腔だけ。
そのうち
患者さんの人生が
見えるようになりました。
生きている楽しみを少しだけでも
歯科衛生士として
支援しています。

東京都大田区
細野歯科クリニック
歯科衛生士
髙藤奈津子

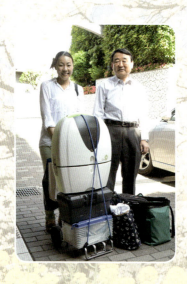

はじめは、患者さんに口を開けてもらえないことが多かった

歯科衛生士になって10年です。勤務している大田区の「細野歯科クリニック」が歯科訪問診療に熱心に取り組んでいたので、勤めはじめてすぐに特別養護老人ホームに院長とうかがいました。口腔のケアというよりも、助手として食事を介助するつもりで行ったのですが、それでもわからないことだらけでした。

診療室だと、患者さんは当たり前のように口を開けてくれます。でも、訪問先の施設や患者さんの居宅では、そうではありませんでした。意思の疎通ができない患者さんが多く、なかなか口を開けてくれません。診療室ではそのような経験をすることがなかったので、正直なところ「どうしよう…」と途方に暮れていました。

そんな私の姿を見て、院長が「いきなり、口の中に指をいれるのではなく、やさしく、周囲から触れていくことで、緊張もとれてくるよ」と教えてくれたので、最初のうちはそのことだけを頼りに、自分なりにぎこちなく行っていました。自分が緊張していたので、患者さんにも緊張は伝わっていたと思います。

それでも、訪問の経験を重ねていくことで、自然体で無理なく患者さんとコミュニケーションできるようになったと思います。そうすると、患者さんもリラックスされるようになり、少しずつですが口腔のケアやお食事の介助が行えるようになりました。

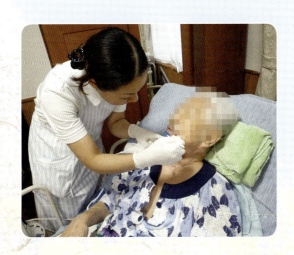

少しずつ、できる範囲で、ご家族のことも考えて

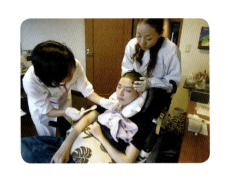

　現在は、毎週1回ほど口腔のケアで患者さん宅にうかがいます。経験が浅かった時には、患者さんに口を開けてもらうことばかりに一生懸命でしたので、他のことは何をやったのだろうと、医院に帰ってきてもほとんど思い出せなかったです。

　ある時、意識障害のある患者さんは口を開けないほうがやりやすいことに気がつきました。まず、唇を軽くめくって唇側からケアして、患者さんが慣れてきたところで口角に指を入れて徐々にできる範囲だけケアをします。そのほうが誤嚥防止にもなります。訪問の現場で、色々な気づきがでてくるようになりました。

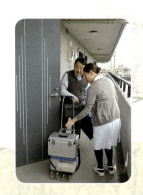

　いま大切にしていることは、無理をしないということです。少しずつ、できる範囲で行う。また、患者さんの体調も日々変化するので、今日は難しそうだなと感じた時には、介護されているご家族とお話だけをして帰ってくることもあります。

　また、訪問で私たちが行う口腔のケアは、患者さんにとっては限られた時間です。いつもはご家族や介護されている方がケアをされていますので、口腔のケアについては常にその方と一緒に考えるようにして、無理なく口腔のケアをしていただけるように応援することを心がけています。

　歯科訪問診療を依頼される方は、口腔のケアについての意識も高いのですが、口腔のケア以外にもやることをたくさん抱えています。ですので、口腔のケアの指導では、ご家族などの介護者の負担が大きくならないように、本当に大切なことだけをお伝えするように心掛けています。介護者の負担感を少なくすることも、私たちの仕事の一部だと思っています。

生活の楽しみを
少しでもサポートしたい

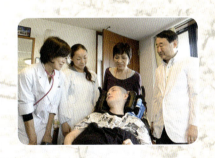

在宅での口腔のケアは高齢者が中心ですが、なかには交通外傷による意識障害の若い患者さんもいらっしゃいます。そのような若い方は自分の歯が多く残っているので、きれいな歯をできるだけ保存してあげたいという気持ちを強く感じます。

また、意識障害の患者さんは胃ろうを造設されている方も多いです。もし嚥下ができる状態なら、少しだけでも口から味わう楽しみを残してあげたいです。ご家族の方には、患者さんが好きだった食べ物を懐かしんで、少しでも味覚を提供したいと思っている方が多くいらっしゃいます。

私がかかわっている胃ろうの患者さんで、意思の疎通もできない方がいました。当初は、何も口から食べることができなかったのですが、それでも少しずつ口腔のケアを続けて、ご家族も「少しでも口から食べさせたい」と頑張って介護されていました。好物だったロールケーキを少しだけでも口から食べた時には、ご家族みんなで喜ばれ、私に「ありがとう」と言っていただきました。本当に嬉しかったです。このような時、「口腔のケアをやってきてよかった」といつも感じます。

訪問でも診療所でも同じだと思いますが、診ていた患者さんが少しでも状態が改善し元気になってくれることが一番の励みになります。

これからは、先生方と同様に歯科衛生士が活躍できる場も広がってくると思います。より多くの歯科衛生士さんや多職種の方々と、地域の中でつながって、みんなで頑張っていきたいと思っています。

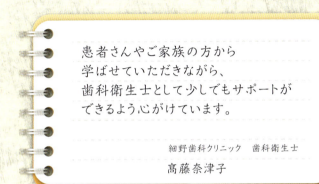

患者さんやご家族の方から
学ばせていただきながら、
歯科衛生士として少しでもサポートが
できるよう心がけています。

細野歯科クリニック　歯科衛生士
髙藤奈津子

歯科訪問診療から生まれる笑顔が嬉しくて

診療室と違う環境で
「なにができるのだろう?」
現場に行ったら、
「何だ、できるんだ!」
歯科訪問診療から生まれる
患者さん、ご家族みんなの
笑顔が嬉しい。

東京大田区
医療法人 松英会　馬込中央診療所
歯科医師
松本めぐみ

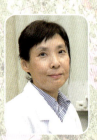

最初の訪問は
不安でいっぱい

　はやいもので、歯科訪問診療を始めて約10年が経ちました。診療室の外に出ようと思い立った理由は、大森歯科医師会の受託事業である「寝たきり高齢者訪問歯科支援事業」に参加し、これから歯科訪問診療が社会にとって欠かせない存在になると確信を持ったからです。現在は限られた時間の中だけですが、毎月3～4件のペースで訪問診療をしています。

　最初の訪問診療は、地域歯科医師会からの要請です。寝たきりの父親を介護する息子さんから「入れ歯の調子が悪く、飲み込みがよくない」「年に数回、誤嚥性肺炎を起こし、入退院を繰り返す」「治療をしてほしい」というものでした。診療所と違う環境下で「何ができるのだろうか？」と不安を抱えながら、現場へ向かったことを覚えています。

　摂食嚥下についてのスキルは不十分でしたが、食事の様子を見せていただくことから始めてみると、スムーズに摂食嚥下されていることがわかり、ひとまず安心し、義歯のクラスプの修理、同行した歯科衛生士による口腔のケアをして、診療は無事終了しました。その後は、月一回の口腔のケアを中心とした訪問診療を亡くなるまで続けられました。最初の訪問診療は不安だらけで「できた！」という実感はありませんでしたが、思い切って現場に出てみれば、「何か患者さんに役立つことが自分にできるかもしれない」ということを感じ、訪問診療を続ける原動力になっています。

ご本人、ご家族、みんなが嬉しそう

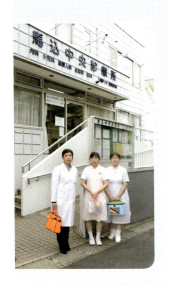

　最初の訪問は本当に不安だらけでしたが、行ってみたら「何だ、できるんだ!」と、実感したのが正直なところです。

　高齢者の場合は、基礎疾患があり様々な服薬があります。たまたま、私は診療所勤務で医科の先生も身近にいたので、わからないことは何でも聞ける環境でした。また、患者さんを担当する主治医や訪問看護師、ケアマネジャーさんも身近な存在だったので、多職種の方とも抵抗なくコミュニケーションがとれたので、ご家族も安心されたようでした。

　私には印象に残っている訪問診療があります。関節リウマチの進行により長期間寝たきりとなっている高齢の患者さんのご家族から、義歯を新製したいという依頼がありました。既存の義歯は金属床の高価なものでしたが、リウマチにより下顎頭の変形がみられバイトが合わないものになっていたので、何度か義歯調整や咬合調整も試みましたがうまくいかず、最終的には歯科技工士に同行してもらい作り直すことになりました。

　義歯の新製と同時に機能訓練も行い、新しい義歯を入れて食べられるようになった時の患者さんの嬉しそうな笑顔、それを見ていたご家族の安心したような笑顔、忘れることができません。咀嚼することが容易になってからは、患者さんの表情も明るくなり、ご家族や私たちとの会話も弾むようになったと感じています。

　そして、患者さんだけでなく、サポートされているご家族も訪問診療を楽しみにしていてくださることを徐々に肌で感じられるようになりました。ご家族と患者さんは、限られたスペースの中で限られたメンバーと毎日を過ごされています。私たちが訪問することにより、家の中の空気が動き変わることを心待ちにされているご家族のお話をうかがった時には、訪問診療を始めてよかったと実感することができました。

歯科訪問診療は一人ではない

　外来診療も訪問診療も、大切なのは人間関係だと思います。特に訪問診療の患者さんは、ご本人だけでなく、ご家族、患者さんに関わる多職種の方々の存在があります。訪問診療にうかがうたびに新たな人間関係が生まれ、たくさんの発見もあり、自分たちのフィールドが広がっていきます。その中で思うのは、「歯科訪問診療は一人で行えるものではない」ということです。自分でわからないことは先輩の先生方に相談し、患者さんの病態で不安なことがあれば主治医と連携し、決して一人で解決しようと無理をせず、周囲の多職種の方々と相談をしながら「最良のケアを患者さんに提供する」「できる時に、できる事を、できるだけする」。そのための努力を怠らないことが一番大切だと気がつきました。

　歯科医師になってから病院内にこもり外来診療だけをしていましたが、診療室を思い切って飛び出し、本当によかったと今は実感しています。歯科訪問診療ならではの大変さ、辛さなどを経験することもありますが、私はこの仕事を続けていきたいです。

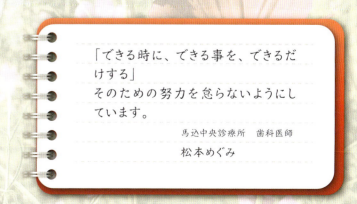

「できる時に、できる事を、できるだけする」
そのための努力を怠らないようにしています。

馬込中央診療所　歯科医師
松本めぐみ

多職種から求められる歯科医師になるために

関わるのは「食べる」ということ。
生きる意欲を引き出すこと。
そのために、
歯科医師として本人・家族が
できることをアセスメントする。
それが多職種から
求められていること。

東京都大田区
新谷歯科医院

歯科医師
新谷浩和

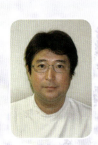

在宅医療での無力感を脱するために

　在宅療養の高齢者にとって「食べること」「栄養摂取」は重要な課題です。摂食嚥下機能が低下することで誤嚥性肺炎を繰り返してしまう。平成23年度の厚生労働省のデータでは、日本人死亡原因の第3位に肺炎が浮上しました。肺炎死亡者の90％以上は65歳以上の高齢者であることから、誤嚥性肺炎には細心の注意をはらわないといけません。

　私は、歯科訪問診療を始めた頃は、摂食嚥下リハビリテーションに対するスキルは非常に乏しいものでした。歯科医師会からの依頼で訪問しても、お口の中をきれいにしましょう、と口腔のケアをするだけで帰ってくることも度々でした。現場に行っても患者さんや介護のご家族から求められることに対して、自分が無力であることを痛切に感じました。歯科医師としての無力感は非常に辛いものです。そこから少しでも脱するためには勉強しないといけないと感じました。

　そこで、私が行ったのは事例検討です。最初は反省ばかりでした。患者さんは様々な疾病により療養されていますから、その病態を正確に把握するためには医科の勉強も必要です。まずそこから始めました。ただ、医科的なアプローチの知識は得ても、どう歯科医療にフィードバックしていいかわからない。正直、何度も止めようかとも思いました。

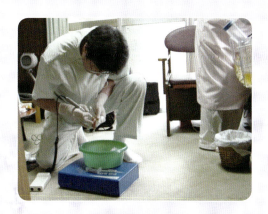

できることを
アセスメントする

　検討するほどわからないことばかり増えていくのですが、悩んでいても進めないので、とにかく周りの先生に相談したり、相談した先生からより詳しい専門の先生を紹介してもらうなど、できる範囲の努力をしています。なぜ、このように辛いことを続けられたのか。

　それは、医療職は診療を依頼されなければ終わりだということに気がついたからです。依頼がなければ歯科医師としての価値が求められていないわけです。ですから、求められているうちはどんどん行うべきだし、勉強しないといけないと思ったのです。

　例えば、歯科材料も次々新しいものが開発されます。それを使いこなすには勉強しないといけない。勉強しないということは、自分で終わりを設定してしまうことになるからです。

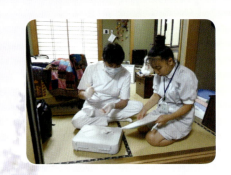

　医療というのは、自分でゴールを設定すると、そこで終わってしまいます。だから、ゴールを安易に設定してはいけないと思い続けています。

　経験がないこと、初めての症例などに接すると、患者さんのできないことをアセスメントをしがちです。口腔のケアにしても、できないからここまで。でも、それでよいのでしょうか。私はできることをアセスメントして、自分も含めて患者さんができることを引き出していくことが大切だと考えています。

成功体験から喜びを共有できる

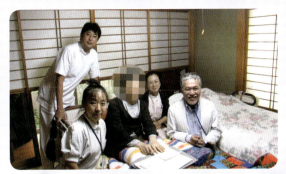

　歯科訪問診療は一人で行う医療ではありません。患者さんには主治医がいて訪問看護師、ケアマネジャー、ヘルパーさんなど多職種が関わります。情報や技術を共有し協働することで多職種との連携も深まり、それぞれの負担・ハードルを下げることも可能です。それが地域包括ケアの向上にもなります。暗中模索の中からスタートしても、必ずいくつかの成功体験を感じられるはずです。成功体験の中で患者さんご本人やご家族の方と喜びを共有できます。それはとても嬉しいものです。もっと多くの人のサポートができるのではないかと、モチベーションも上がります。さらに、成功体験とともに多くの他職種の方との信頼感も生まれてきます。歯科医師として、診療室の中だけでは生まれなかった大きなネットワークが築けてくるのです。

　これから、ますます歯科訪問診療が欠かせない時代になります。私たちが訪問するということは、地域の代表として患者さん宅にお邪魔することになるので、地域を支える素晴らしい医療だと誇りを持って歯科訪問診療の第一歩を踏み出していただきたいと思います。

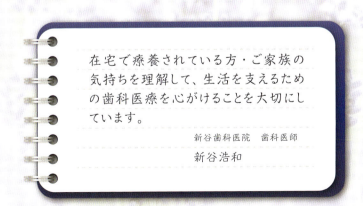

在宅で療養されている方・ご家族の気持ちを理解して、生活を支えるための歯科医療を心がけることを大切にしています。

新谷歯科医院　歯科医師
新谷浩和

歯科訪問診療のスムーズな導入

> かかりつけ歯科医としての訪問診療は、歯科診療所での治療や指導の時からすでに始まっていると考えましょう。

かかりつけ歯科医として、歯科医院での日常診療の時から、歯科訪問診療のことを想定した対応が必要です

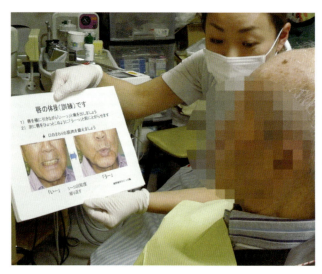

日頃から、口腔機能や口腔のケアなどの重要性について指導を行うとともに、通院が困難になった場合には、連絡をいただくこと、そして、かかりつけ歯科医として、ご自宅などへ訪問して、治療や指導を継続することが可能であることを伝えておくことが大切です。特に中年期以降の患者さんは、親を介護するケースも多くなり、口腔機能管理の重要性についての啓発はとても重要です。

歯科訪問診療の要請を受けやすくすること。そして、通院が可能なうちに、必要な治療や指導を継続して行っておくこと

歯科訪問診療の実施率は、訪問先によって差があり、介護施設に比べ居宅への訪問はやや多いもののあまり伸びていない状況です。訪問診療の要請があれば応えると考えている先生方が多いことから、かかりつけの歯科医院として、患者さん、ご家族からの訪問の依頼を受けやすい体制づくりが大切です。また、患者さんとの長年の信頼関係から、将来、訪問診療を行うことが想定される場合には、訪問での治療などが困難とならないように、通院が可能なうちに、口腔内の環境整備として、治療や指導を継続しておくことが重要です。

かかりつけ歯科医機能の提供をチェアーサイドからベッドサイドまで

歯科医院には、幅広い年齢層の患者さんが、定

**かかりつけ歯科医院として、
歯科訪問診療が可能であることを、
待合室などを利用して、通院する患者さんなどに
周知してもらいましょう**

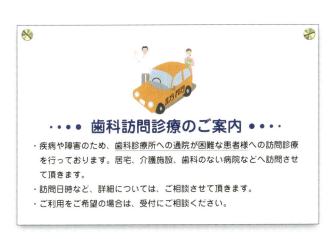
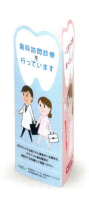

このような案内を医院の壁や受付に置いて、
日頃から歯科訪問診療を行っていることを周知してもらうことが大切です。

期的に来院することが多く、かかりつけ歯科医として、患者さんだけではなく、ご家族の歯科治療なども行っているケースが多くあります。そのため、過去の歯科治療や全身の病歴、ご家族などの情報なども把握しており、カルテやX線写真など事前情報が豊富にあることからも、訪問で初めて顔を会わせる患者さんより、お互いに安心であるといえます。

かかりつけ歯科医機能として、患者さんが通院困難になった場合には、訪問できる範囲であれば、訪問の要請にしっかりと応えて、継続した治療や指導をすることが大切です

　かかりつけ歯科医機能は、主に歯科医院のチェアーサイドで提供してきましたが、これからは、入院や療養しているベッドサイドでも継続して提供することが求められており、医科などからの期待も高まっています。

そのための準備は、診療室から始めておきましょう
　特に、いつまでも「美味しく口から食べること」や誤嚥性肺炎予防のためにも口腔のケア、口腔機能の維持管理の大切さを、通院しているうちから、患者さんやご家族に理解していただいておくことが、ベッドサイドでのスムーズな対応につながります。

訪問先の状況の把握

初めての訪問では事前に訪問先の状況を把握しておくことが大切です。

訪問先の情報を把握して事前準備をしましょう

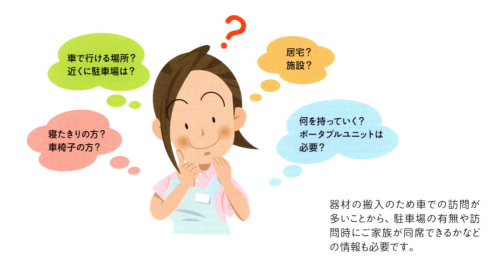

器材の搬入のため車での訪問が多いことから、駐車場の有無や訪問時にご家族が同席できるかなどの情報も必要です。

【事前に確認しておきたい項目】

❶ 訪問先（ご自宅（居宅）、介護施設、病院？）
依頼人（ご本人、ご家族、施設や病院の関係者、ケアマネジャー、医師、訪問看護師など）
❷ 主訴・困っていることなど（正確な訴えとは限らない）
❸ 住所と電話番号、施設、病院の場合は、担当者のお名前など
訪問する場合の目印になる建物など
❹ ご家族の連絡先と連絡方法（携帯電話、メールなどを含む）と診療時の同席の可否
❺ 訪問する曜日と時間帯の希望（他のサービスとの関連もあるので）
❻ 近くに駐車場があるかどうか？（コインパーキングを含む）
❼ 患者さんの療養状況（ほぼベッド上での療養か？ 車イスへの移乗が可能かどうか？ など）
❽ 患者さんとの意思疎通の可否
❾ 歯科訪問診療をするにあたってのご希望などを可能な範囲で確認する

歯科訪問診療で大切なこと

多くは居宅などの暮らしの場への訪問です。
生活者の視点からのマナーを守りましょう

チェアーサイドから

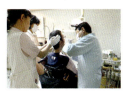
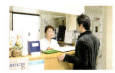

ベッドサイドへ

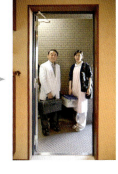
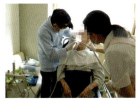

歯科医院などの医療の場から生活の場への移動になります。
医療の場とは、環境が異なる場であることを意識して訪問しましょう。

【訪問前にご家族などに依頼したり、伝えること】
❶ 訪問当日は、ご家族、ケアマネジャーなどの関係者の同席を依頼する
❷ 緊急の入院などの場合には、必ず連絡してもらう
❸ 同行者（歯科衛生士など）についても知らせておく
❹ 当日、事前の電話確認を行い、体調の確認やおよその到着時間についても知らせておくとよい
❺ 保険証など必要書類についても知らせておく

【訪問日や訪問の時間について】
❶ 時間的余裕を持って訪問する
❷ 夜間の訪問は緊急時を除いて避けたほうがよい
❸ デイサービス、訪問入浴サービスなどの後は、疲労している場合もあるので、注意が必要
❹ 摂食指導のため、昼食時の訪問も考慮する

【訪問時に確認すること】
❶ 療養状況の把握とバイタルの確認、初回は時間をかけて医療面接を行い、在宅療養全体について把握し、治療に対する希望や食事状況などを確認する
❷ 在宅主治医、訪問看護師、ケアマネジャーなどの連絡先、訪問日、訪問時間帯などを把握しておく
❸ 服薬状況の把握、保険薬局の把握
❹ 介護サービスの時間帯の把握（一週間の予定など）
❺ 介護の連絡ノートなどの確認
❻ 不明なところは、担当ケアマネジャーに後日、確認する
❼ その場で書き留められない場合には、デジカメで関係書類などを撮影させていただき、記録しておくこともよい

訪問時の留意点

> まず、患者さんご本人の意思や希望を尊重しながら在宅療養を支えるご家族とのコミュニケーションを大切にして、食にかかわる希望や在宅療養の価値観などを共有すること。

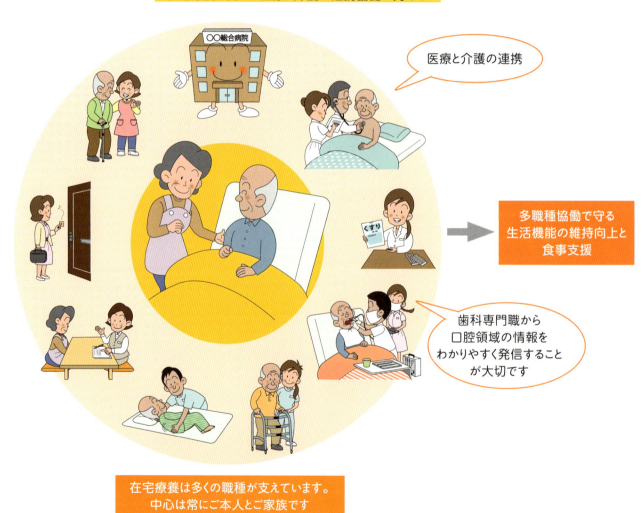

在宅療養を支える医療と介護の連携協働に向けて

主たる介護者（ご家族など、キーパーソン）の把握とコミュニケーションを大切にしましょう

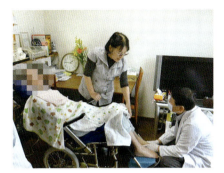

コミュニケーションを大切にしながら主介護者の悩みや不安なことも把握するとともに、口腔内だけではなく、体温、排泄の状況、足のむくみなども必要に応じてチェックします。

歯科訪問診療では生活の場でのご本人、ご家族とのコミュニケーションが重要

❶生活の場での主役は療養されている患者さんとご家族です。そこに訪問して歯科治療や保健指導などを行うことから、患者さんやご家族の生活習慣、生き方や療養の価値観を尊重し、生活機能の維持向上のため、特に食の支援を中心に「生活に寄り添う歯科医療」を提供することが大切です。それが患者さんやご家族との信頼関係を築くことにもつながると考えられます。

❷患者さんの認知機能やコミュニケーション能力に問題がある場合でも、本人をないがしろにしてご家族とのコミュニケーションだけを優先しないように気をつけます。患者本人の意思決定が困難な場合には本人の意思を代弁して決定できる主介護者の把握が必要となります。

❸在宅療養を支えるため多くの職種が関係していることから、患者さん、ご家族を中心にこれらの関係者と口腔領域の情報を共有するために、歯科専門職からのわかりやすい情報発信を行い、一方的な指導や指示で終わることのないように気をつけます。医療や介護の情報収集はご家族、ケアマネジャー、主治医、訪問看護師など多方面から行います。

❹まったくの初診の方の居宅へ訪問する場合で、ご家族などとの信頼関係の構築が浅い場合には、主訴に対応した歯科治療を行いながら、繰り返し「口から食べること」を支えていくという目標を共有し、歯科訪問診療を通じて必要な支援を行うことを伝えることで、歯科医院での診療とは異なる生活の場での信頼関係を築くことができると思われます。特に、ご本人の歯科治療に対する希望とご家族との希望が異なる場合もあり、十分な時間をかけての話し合いが重要となります。

❺歯科訪問診療の治療内容には限界があり、必要に応じて、病院歯科などでの歯科診療などが必要になることもあらかじめ伝えておくことが大切です。

❻歯科訪問診療は可能な限り、歯科衛生士を同行し、複数の医療担当者の眼で確認しながら治療や指導を行うことも大切です。

❼本人の意思を尊重しながら介護側の負担に配慮し、療養や治療の価値観を共有し、自立支援と介護負担の軽減を図りながらの対応が不可欠です。

歯科訪問診療で必要な器材① ～歯科訪問診療の必需品～

> 訪問診療に必要な器材は、診療室にある器材を利用して、持ちやすいケースにいれ、あらかじめセットにしておくと便利です。

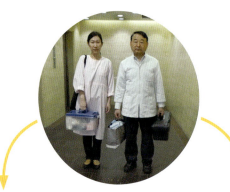

主訴に合わせた最小限の準備を

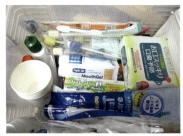
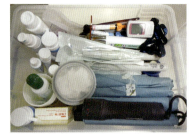

必要な器材は、診察・薬剤、口腔ケア用品、充填器材、印象器材、義歯関連器材などセットにしてケースにいれておくと便利です。

器材の準備は念入りに

歯科訪問診療に必要な器材は、複数の持ちやすいケースに分けて入れて、セットにしておくと便利ですが、訪問診療では、必要な器材が不足すると適切な歯科治療ができなくなるので、事前準備と忘れ物をしない注意が大切です。また、予期しない治療が必要となる場合や、滅菌器材を落とすことも想定されることから、対応できる器材や予備の器材なども事前に準備しておきます。

ポータブルユニットは、歯の大きな切削では必要ですが、義歯調整などでは、ポータブルエンジンがあれば十分に対応できます。

車で訪問しても、駐車場から患者さんのお宅まで距離がある場合や、エレベーターがなく急な階段などを上がる場合もあるので、持参するケースセットは、可能な限り軽量化し、必要な器材がすぐに取り出せるようにしておきましょう。また、当然のことですが、器材の衛生管理は必須です。

歯科訪問診療で大切なこと

ミラー、ピンセットなどの
基本セットとLEDのライトなどは必需品

基本セット

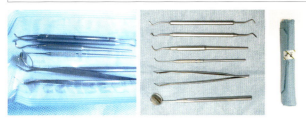

滅菌した基本セット

ミラー、ピンセットなどはセットにして滅菌し、予備のセットも持参します。

消毒用品

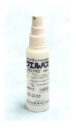

手指のアルコール系消毒剤。

あると便利なもの

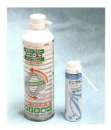

小型のエアーダスターは持ち運びにも便利。

照明

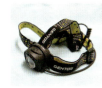 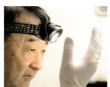 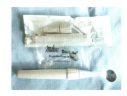

LEDライト　　　　　　　　　ライト付きミラー

両手が空くLEDのヘッドライトは十分な光量があり、便利です。センサー付きのものは手をかざすだけで点灯します。ライト付きミラーもあると使いやすいです（ミラー部分はディスポ、外装部分は滅菌可能）。

その他

アルコールワッテ、ガーゼ、グローブ、マスク、紙コップ、ゴミ袋など。

　ミラー、ピンセットなどはセットにして滅菌し、訪問する人数分以外にも予備を持参することが大切です。ライトは、両手が空くこと、照度、価格が廉価であることから、一般用のLEDヘッドライトを利用するとよいでしょう。センサーがあり、手をかざすだけでライトのオン、オフができるタイプも販売されており、便利です。それ以外にもハンディなLEDライトなど複数を用意しておきます。ライト付きミラーもあると便利です。また、グローブ、手指の消毒剤、消毒用エタノールワッテなども必ず用意します。義歯の修理の際の簡単な乾燥には、小型軽量のエアーダスターが持ち運びに便利です。また、診療室で使用している器材を中心に、治療内容によって必要となる器材をあらかじめセットに組んで用意すると、現場での混乱が少なくなります。

歯科訪問診療で必要な器材② ～小型軽量のポータブルエンジンは常に持参します～

> 義歯修理や歯の切削を多く必要としない場面では、小型のポータブルエンジンで十分対応できます。

ポータブルエンジンを活用する場面は多いです

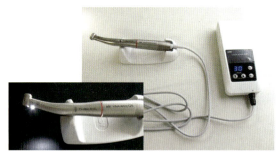

ポータブルエンジン

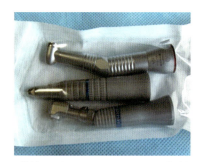

5倍速コントラ、ストレートのコントラなども訪問先に応じて複数、滅菌準備します。

ポータブルエンジン、ポータブルユニット、バキュームは？

近年、ポータブルエンジンは軽量化しており、ライト付き、注水装置がつけられるものもあり、5倍速コントラと組み合わせることで、簡単な歯の切削も可能になってきています。訪問時には常時持参しておきたいです。歯科医院で備品として購入するか、歯科医師会で整備してある場合には借用してもよいでしょう。充電の確認や衛生管理には十分な配慮が必要です。

ポータブルユニットは、各メーカーから販売されていて、コンパクトになり、軽量化が進んできています。特に大きく歯の切削が必要なケースやバキュームを必要とする場合には、準備します。マイクロモーター、エアシリンジ、バキューム、機種によっては、超音波スケーラーも付属しているユニットもあり、便利です。また、訪問用だけではなく、災害時の歯科治療にも必要であり、地域の歯科医師会が整備を

歯科訪問診療で大切なこと

必用に応じてポータブルユニットやバキュームを活用しましょう

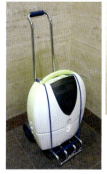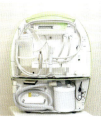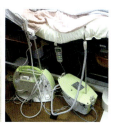

ポータブルユニットがあることで治療の内容を広げることができます。

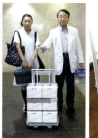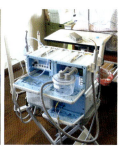

訪問歯科診療用機材パッケージ「DENTAPAC KOKORO」

注水下での歯の切削があるケースでは、バキューム装置は必需品です

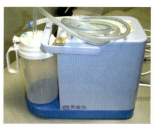

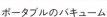
ポータブルのバキューム

痰の吸引などが必要なケースでは、ご自宅に吸引器を備えているところが多いので、口腔のケア中、唾液などの吸引が必要であれば、利用させていただくこともよいです。吸引カテーテルやディスポの排唾管と接続アダプター、吸引付き歯ブラシなどは事前に用意しておきましょう。

ポータブルユニットのバキュームあるいは、携行できるバキューム装置を利用します。切削片などの吸引が確実にできるような配慮が必要です。

ポータブルX線撮影装置

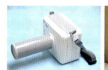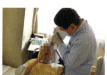

小型化したポータブルのデンタルX線撮影装置は訪問先でもX線撮影が可能です。

進めているところが多いです。使用に当たっては、事前に使用方法の確認をして、注水用のボトルやバキュームなどの整備や消毒滅菌などを行います。使用後は、バキュームのタンクなどの清掃、消毒など、メインテナンスがとても大切です。

　多くの歯が残存する要介護者が多くなり、残存歯の状態把握、う蝕や歯周疾患などの診断には、X線検査が必要となるケースが増加すると推測されます。また、今後、インプラントがあるケースも増加することからも、在宅などにおいて、ポータブルのX線撮影装置は必要となります。軽量でバッテリー内蔵のポータブルのデンタルX線撮影装置や、最近ではポータブルのデジタルX線撮影装置も出ており、歯科医師会などで整備することが望まれます。

歯科訪問診療時の留意点

訪問時や歯科治療時の留意点。

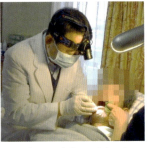

ベッド上での診療か、リクライニングの車イスに移乗して診療するかは、ご家族などと相談をし、その日の体調などを勘案して判断するとよいです。

【訪問時に確認、説明する事項】
❶ 身体疾患や栄養状態、服薬などの確認と生活状況、特に口腔清掃状況や食事状況の把握
❷ 主訴の確認と口腔の機能低下などの状況確認
❸ 口腔内診査・機能評価の結果、治療方針、治療計画についての説明と同意
❹ 必要に応じて病院歯科など高次歯科医療機関との連携についての説明と同意
❺ 一部負担金など、会計事務にかかわる事項についても説明と同意を得る。　など

【歯科治療時の留意点】
❶ 生活の場での歯科治療であることに配慮し、姿勢保持や周囲の環境など治療時の安全性の確保を図る
❷ 訪問による診療内容はケースによって異なるが一般に姿勢の確保と開口が保持できれば、長時間の治療や複雑な観血処置を除けば、歯科治療は可能である。長時間の治療は避け、体調によっては、治療を延期することも考慮する。必要な歯科治療が訪問では不可能と判断された場合には、病院歯科などへの搬送治療、入院治療などを考慮する
❸ 身体疾患の状況とバイタルサインの確認（数日前からの変化の有無なども確認）
❹ 治療内容、診療にかかる時間の確認と頭部固定、姿勢の保持、照明の確保、含嗽、吸引などの準備を確実に行う
❺ 治療中は、血圧、酸素飽和度などバイタルの確認を行う
❻ 治療中、体調が急変した場合には、在宅医などに連絡をして、指示を仰ぐ
❼ 観血処置を行った場合には、止血などに十分な注意を払い、術後の確認を行う
❽ 術後の合併症への配慮と緊急時の対応法、連絡先などの説明
❾ 薬の処方がある場合には、処方内容についての説明と必要に応じて、保険薬局と連携し、服薬指導を確実に行う。（特に摂食嚥下障害があるケース、経管栄養の場合の服薬には十分な配慮が必要である）
❿ 感染症対策に留意し、標準予防策を行うとともに、適切な医療廃棄物処理を行う
⓫ 後日、治療後の状況の確認を行う。　など

バイタルのチェックは重要です

義歯などの切削片やゴミの処理は適切に行います

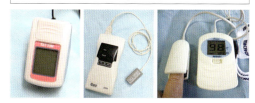

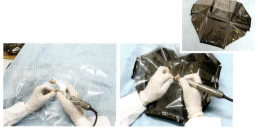

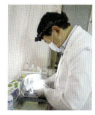

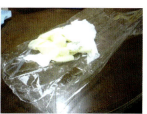

血圧計、パルスオキシメーターは必ず持参します。パルスオキシメーターには、本体と指センサーとが一体型になったものがあります。

義歯などの切削片などは大きめのビニール袋か、メーカーから販売されている専用の袋を利用して周囲を汚さないような配慮が大切です。ゴミはすべて持ち帰り、医療廃棄物として適切に処理します。

さまざまな配慮が必要です

歯科訪問診療の対象者は、疾患や障がいのため通院が困難な要介護者です。身体疾患だけではなく、多くは生活機能障害として移動や排泄、コミュニケーション、入浴、清潔保持、食事などADLに問題があります。また、易感染宿主であることが多く、歯科治療や口腔のケアで誤嚥させたりしないような配慮が大切です。

抜歯などの観血処置は、在宅では極力避けたいところですが、やむを得ないケースでは、事前に在宅主治医と連携し、訪問看護師にも同席してもらうなどの配慮も必要でしょう。特に止血の確認は重要で、圧迫止血が不完全になる場合もあることに注意が必要です。手術時間が長くなると想定される抜歯などは、病院歯科、口腔外科に依頼するのがよいでしょう。

医療廃棄物は持ち帰りましょう

治療や口腔のケアで使用したものは、すべて歯科医院へ持ち帰り、医療廃棄物として適切に処理をします。歯科訪問診療を行うにあたって、不安なことやわからないことがあれば、地区歯科医師会の訪問診療のベテランの先生に相談したり、事前にその先生の訪問診療に同行訪問させていただき、参考にするとよいでしょう。

歯科訪問診療で必要な器材③ ～歯科訪問診療での保存や補綴処置～

> 充填材、印象材、義歯修理などや根管治療用器材は、ふだん診療室で使い慣れたものがよいでしょう。

充填はどうしているのか？

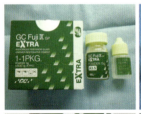
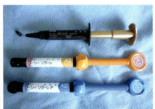
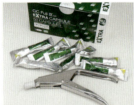
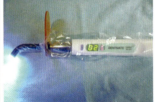
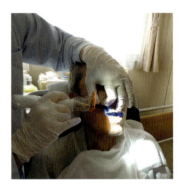

使い慣れたボンディング材やコンポジットレジンを使用しますが、エッチング後の洗浄、乾燥はポータブルユニットのエアーシリンジ、バキュームが便利。洗浄水を誤嚥させないような注意が必要です。充填用グラスアイオノマーセメントは使いやすく、カプセルタイプでは適量の粉と液があらかじめセットされています。

充填用の器材などについて

歯科訪問診療において、義歯にかかわる治療だけでなく、根管治療、充填処置やブリッジなどの補綴治療を行うケースもあります。治療方法は診療室と同様であり、訪問先では操作に手間取ることは避けたいことから、使い慣れた器材を準備することがよいと思います。

光重合型コンポジットレジンの充填の場合も診療室と同様の器材で対応します。光重合用照射器もLED、バッテリー内蔵で軽いものがでていて使いやすいです。また、化学重合型グラスアイオノマーセメントは充填材として優れており、利用するケースは多くあります。

印象はどうしているのか？

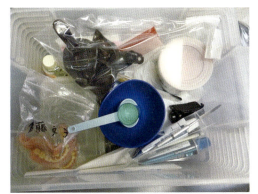
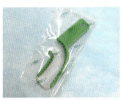
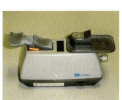
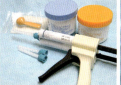
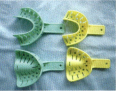

印象用器材は、使い慣れたものでよいです。シリコーン印象材やトレーはセットにしておくと便利。
トレー、接着材なども忘れないようにします。

義歯の修理はどうしているのか？

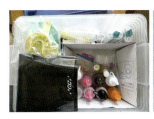
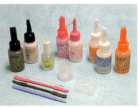

即重レジンなどの液、粉末のボトルは最近、小型軽量のものが販売されています。利用すると便利です。

印象採得などの留意点

歯科訪問診療で、義歯などの印象採得を行うケースは多くあります。

印象材は、診療室で使い慣れたものでよいと思いますが、印象後、すぐに石膏を注入できない場合もあり、アルジネート印象材より、精密診療には付加重合型のシリコーン印象材がよいと考えます。使用するトレーは、安価でディスポーザブルのものも販売されており、利用するとよいと考えます。

印象時に、息をこらえてしまう患者さんもおり、パルスオキシメーターでSpO_2を測定しながら印象を行うことも多くあります。鼻呼吸を促し、印象時の誤嚥・誤飲の防止に十分な配慮が必要です。

また、バイトワックスなどの操作で小型のガスバーナーなどを使用する場合は、火気に十分な注意が必要です。特に在宅酸素療法をしているケースでは十分な距離（できれば別室）を隔てての操作が必要です。可能な限りシリコーンのバイト材を使用することが望ましいところです。

口腔のケア① 〜口から行う健康管理〜

歯科訪問診療は口腔のケアに始まり口腔のケアに終わる。

口は全身状態を映す鏡。口腔内環境は呼吸、摂食嚥下などの基本的な機能や自浄作用、免疫力など全身状態と深く関わり合っています。訪問歯科診療で口腔のケアは欠かせません

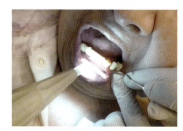
定期的な口腔のケアでは、口腔内環境の変化に着目する。

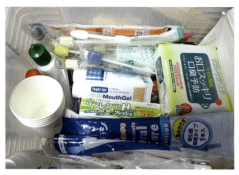
訪問時に必要な口腔ケア用品は、一つのケースにまとめておくと便利。

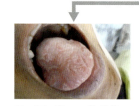
舌の深い溝は口腔乾燥の表れです。

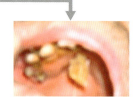
口蓋の痂皮様物（痰、剥離上皮などが混ざって形成される）は、自浄作用の低下が要因と考えられます。

唾液の量や性状をみましょう。

口腔のケアは口を快適に使うために行う

「口臭がある」「痛みがある」「歯の破折」など患者さんや介護者の主訴は様々ですが、なぜそのような症状があるかを考えると、そこには必ず原因があります。口腔のケアはその原因へのアプローチであり、口のトラブルの解決へのいとぐちとなります。

「義歯の修理や製作」などの依頼の場合も、今の状態を維持し義歯を快適に使い、噛む力・食べる力を保つためには口腔のケアが必須です。

感染予防の鍵ともなる

口腔・咽頭の細菌が誤嚥されると呼吸器感染を起こす原因となり、その結果全身状態、免疫力の低下に伴い口腔内細菌が増えるという悪循環に陥ることになります。その悪循環を断ち切る鍵が口腔のケアなのです。

口から支える健康

口腔のケア
- 感染予防
- 食べる機能の維持・向上

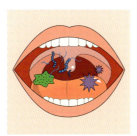

口腔内細菌を唾液や食べ物とともに誤嚥すると肺炎の原因になります。またインフルエンザなどのウィルス感染も口腔のケアでリスクを軽減できることがわかっています。

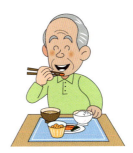

口腔のケアはきれいな口で美味しく味わって食べるための基本です。

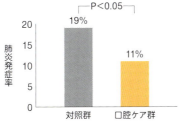

Yoneyama T, Yoshida Y, Matsui T, Sasaki H : Lancet 354 (9177), 515, 1999. より引用・改変

歯科医師、歯科衛生士による専門的口腔管理・ケアにより、誤嚥性肺炎の発症が減少することが、米山武義先生により報告されて以来、口腔のケアは全身の健康に深く関わるアプローチとして注目されています。

口腔のケア② 〜ケア時のリスク管理〜

安全で快適な姿勢が基本。

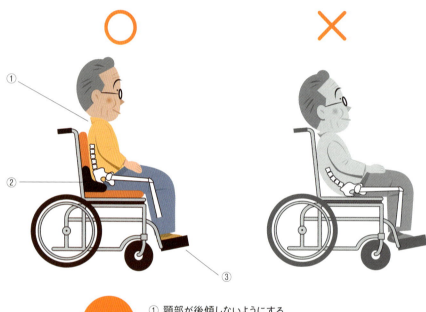

車椅子での座位で行う場合

ポイント
① 頸部が後傾しないようにする
② マットやタオルで骨盤後傾を防止し、適度に起こす
③ フットレストの高さを調節し、すべり座りの発生防止を図る

口腔のケアの際の姿勢

口腔のケアにあたっては
- 誤嚥を防ぐ
- 苦しくしない

ことが大切です。

そのためには安全で無理のない姿勢をとる必要があります。口腔のケアに対する拒否は、足腰が痛い、息苦しいなど姿勢による不快感からくることが少なくありません。

椅子や車椅子で、座位が取れる場合は、座らせて行います。骨盤を椅子に合わせフットレストに足をしっかり乗せると姿勢が安定します。頸部を軽く前屈させると、前頸筋がリラックスでき、誤嚥防止につながります。

歯科訪問診療で大切なこと

ベッドサイドで行う場合

セミファーラー位

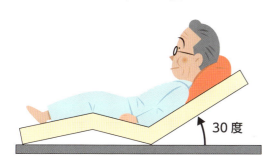

ギャッジアップした場合は膝も曲げさせると腰に負担が掛からない。

側臥位

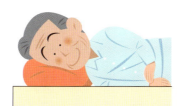

セミファーラー位が取れない場合は、横を向かせる。左右差がある場合は、機能が良い側を下にするのが基本。

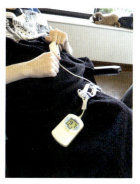

口腔のケア時のバイタルサインのチェックにはパルスオキシメーターを使用する。

誤嚥を防ぐためには30度程度は頭を起こすのが望ましいですが、難しい場合は側臥位を取らせます。片麻痺がある場合は健側を下にすることで、麻痺側に唾液が垂れ込むのを防ぐ効果があります。

座位の保持が難しい場合

　ベッドサイドで行う場合は、姿勢についてより注意が必要です。日頃ほとんどの時間をベッド上で横になって過ごしている高齢者の場合、少し頭を起こしただけでも呼吸や循環動態に影響を及ぼすことがあります。顔色やバイタルサインのチェックをしながら無理のない角度まで起こしていきます。またスポンジブラシや口腔ケア用ウエットティッシュでの拭き取りや吸引付き歯ブラシなどの併用で、唾液の咽頭流入の防止に努めましょう。（P43参照）

　覚醒状態が悪い時は咳反射も低下して危険なので、声掛けをして目覚めていることを確認してから行います。服薬時間や日内変動を考えて、訪問時間帯を設定することも大切です。

口腔のケア③ 〜受容のための基本〜

患者さんの協力が得られないこともあります。

口を開けてもらう前にまずはコミュニケーションを図りましょう

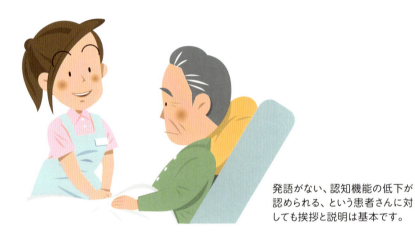

発語がない、認知機能の低下が認められる、という患者さんに対しても挨拶と説明は基本です。

始める前の注意

口に器具を入れる前に挨拶とともに内容の説明をすることが大切です。
- 何をやるか？
- どのくらい口を開けている必要があるか？

また、「鼻でゆっくり息をしていてください」、「苦しかったり痛かったりしたら教えてください」という声かけをしておくことも患者さんに安心感を与えスムーズな開口につながります。言葉で痛みを伝えられない方でも表情や声を出そうとする動きから読み取ることができます。

口をゆすぐことが難しい場合

口に水を溜めておいたり、吐き出すことができない方も少なくありません。口腔のケア中の誤嚥を防ぐための注意が必要です。姿勢の基本を守ることと、水分を吸い取ることが必要です。

リンシング（ぶくぶくうがい）ができる患者さんの場合は、口元にガーグルベースンやそれに代わる容器を用意して行ってもらいます。口唇や頬の力が弱かったり、鼻咽腔閉鎖不全がある場合、また指示が通らない場合はリンシングは困難です。その場合は、スポンジブラシや口腔ケア用ウエットティッシュで吸いとったり、場合によっては吸引が必要です。リンシングができない患者さんは、口に水を溜めておくことも難しい場合が多いので、こまめに拭き取ることが大切です。

口を開けなくてもできる口腔前庭から始めます。
その後ゆっくり固有口腔内にブラシや器具を入れるようにしましょう。
一般的に上顎よりも下顎から行うほうが、抵抗が少ないものです

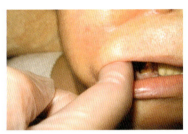

口角に指を入れると口腔内も見やすく、また食いしばりも緩む。

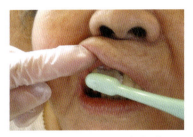

口唇や頬を軽く圧排すると粘膜を傷つけることなくブラッシングできる。

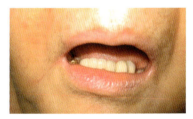

口を開けていただく時も無理な開口は顎関節の脱臼につながりかねないので、2横指程度を目安にする。

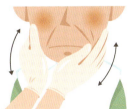

筋の拘縮などで顔面の緊張が強い場合は筋のリラクゼーションのためのマッサージをすると、開口につながることもある。

ゆすぐことができない方は、
スポンジブラシや口腔ケア用ウエットティッシュで拭き取ることが大切です。
吸引付き歯ブラシやスポンジブラシを使う方法もあります

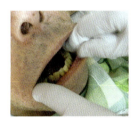

口腔ケア用ウエットティッシュでの拭き取り。

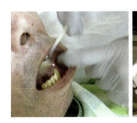

スポンジブラシでぬぐって絞る。

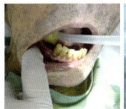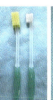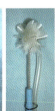

病棟では、吸引装置にはめるタイプのスポンジブラシと球状ブラシが便利。

口腔のケア④ ～口腔乾燥に注意！～

> 要介護高齢者によくみられる口腔乾燥は、自浄作用を低下させ、口腔内環境を悪化させる原因になります。

口腔乾燥でみられる症状

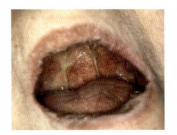
唾液の粘性の増加に伴い口蓋に貼り付いた痰。

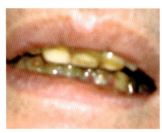
口唇が閉じていない部分が乾燥して層を形成したバイオフィルム。

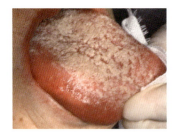
舌苔の付着。

口腔乾燥の症状

右のような症状がみられる時はその要因として口腔乾燥があることが少なくありません。

高齢者の場合、たとえ唾液腺の機能が正常であっても咀嚼障害、薬剤の副作用、脱水、口呼吸など複数の原因が重なって口腔の乾燥がみられることがよくあります。

水分の補給を十分にするとともに、口腔内の保湿に努めることで、症状の改善が可能です。

- 口腔粘膜の炎症やひりひり感
- 義歯の痛みや不適合
- 舌苔
- 滑舌が悪く、しゃべりにくい
- 唾液の粘性の増加
- 口臭
- 飲み込みにくさ（パサつくものが飲み込みにくい）
- 味を感じにくい

保湿剤の種類と使い方

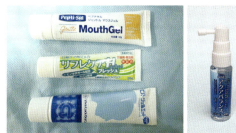
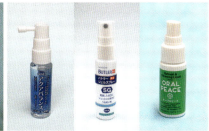

口腔保湿剤（左：チューブタイプ　右：スプレータイプ）

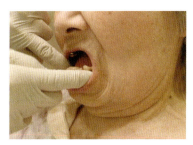

口腔清掃のあとは保湿剤をうすく塗布する。

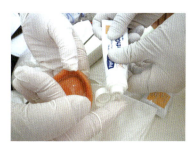

粘性のある保湿剤を義歯の内面などにうすく塗り装着して、保湿することもよい。

保湿剤を上手に使うことが大切

　口腔内を潤すためには、口腔清掃を行うとともに、保湿剤を適切に使うことが必要です。

　保湿剤は様々なものがあるので、匂いや物性などで使いやすいものを選びましょう。口腔内に塗布する時は、薄くのばします。

　義歯の内面につけて装着する方法もあります。

水分量の確認

　水分が十分摂れているかどうかのチェックも必要です。患者さんもご家族も排泄管理の大変さから水分を控えていることが少なくありません。またむせるという理由で、水分摂取量が減っていることもあるので、機能にあった形態（とろみなし、とろみ付き、ゼリーなど）で摂っているかどうか、量のコントロールがしやすい道具（スプーン、コップ、ストローなど）で飲んでいるかどうか、なども診る必要があります。

口腔のケア⑤ 〜日常的なケアの指導〜

訪問診療時の口腔のケアも大切ですが、ふだん行う介護者に対し無理のない口腔のケアの指導が欠かせません。

専門的口腔ケア

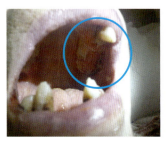

保湿剤を使いながらスポンジブラシでぬぐい取る

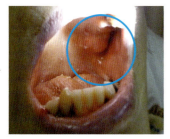

義歯を外すと床縁に沿ってバイオフィルムが形成されていることがある。

専門的口腔ケアによりきれいになった口腔内。

歯石など、歯ブラシで取れない汚れの除去や、乾燥が激しく保湿剤で柔らかくしないと取れない汚れの除去は、歯科医師・歯科衛生士が行う必要があります。
また動揺歯や知覚過敏の処置など、介護者の口腔のケアを難しくしている要因を取り除くことで、日常のケアの助けになります。

介護者への口腔のケアの指導

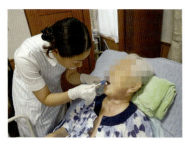
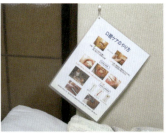

口腔のケアの様子を写真に撮ってベッドサイドに貼っておくと、わかりやすく注意も喚起できる。

介護の負担を重くしないようにシンプルで無理のない口腔のケアを指導しましょう。ご家族やヘルパーさんなど、複数の介護者が関わっていることが多いので、やり方のデモンストレーションをするだけでなく、図示する方法もおすすめです。

介護者に指導すべき内容

介護者の指の使い方

非利き手を口角に当てて、口唇を軽く圧排すると見えやすい。
口唇が乾いている場合は切れやすいのでワセリンなどを塗ってから行います。

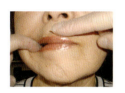

義歯の取り扱い

外して洗うことを確認します。特に内面やクラスプなどの洗い方を指導しましょう。

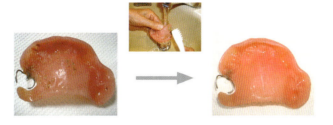

スポンジブラシの使い方

口腔前庭、舌下部、口蓋などはスポンジブラシでぬぐう。後方から前に向かって回転させながら使うことを指導します。また嘔吐反射を誘発するような場所は避けることも大事です。

歯ブラシの選び方、使い方

軟毛ブラシで小さなストロークで磨く。歯ブラシの毛先が広がっていないか、汚れていないかなども見てみましょう。

介護者に使いやすい清掃用具	持ち方	歯ブラシ・スポンジブラシを使う際の注意
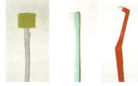 スポンジブラシ、軟毛歯ブラシ、タフトブラシがあると便利。	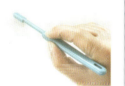 ペングリップが安全で、細かい操作もしやすい。	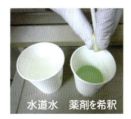 ベッドサイドにコップは二つ用意する。歯ブラシは、水道水で汚れを落とし、薬剤に通してつかう。スポンジブラシはそれぞれ洗うだけでなく絞ってから使う。

介護者には、ポイントをしぼった指導を行う

介護者は義歯の外し方、はめ方、洗いかた、など基本的な管理方法を知らないことが少なくありません。取り扱い方法や残存歯、粘膜の清掃方法を実際に示してわかりやすく伝えましょう。口腔のケアの道具はたくさんのものを使い分けるのは難しいので、最初は必要最小限にとどめておきます。

姿勢が大切であるのは誰が行う場合も同じですので、安全で快適なポジションを決めておきましょう。（P41参照）

口から食べることを支える

口から食べることを支えよう。

「リハビリテーション」とは

| リハビリテーション | ≠ | 機能訓練 |

「人間らしく生きる権利の回復、全人的復権」

上田敏:リハビリテーションの思想 「人間復権の医療を求めて」 1995、医学書院

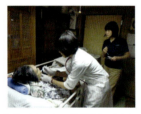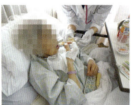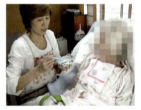

口から食べることの支援は、人としての権利の回復を目指す、リハビリテーションの精神そのものです。

歯科訪問診療における摂食機能療法

1994年に「摂食機能療法」が医科・歯科同時に保険導入されて、20年が経ちました。

近年では、内視鏡を持って訪問診療する歯科医師もいる状況で、開業医の先生の中には、"摂食"というと専門家が評価・指導する分野と考えていらっしゃる方が少なくないかもしれません。

しかし、そのような精査が必要なケースは限られていて、実際はふだんの様子を聞き、食べる場面を見て、適切な食形態、姿勢、介助法や水分の安全な摂り方などの指導をすることが基本で、それだけでも改善が期待できることが少なくありません。現在経口摂取をしていない、肺炎の既往がある、などのケースについては、専門医療機関との連携が必要ですが、そのような場合も口腔のケアからの関わりが必須です。口腔のケアも「食べられる口をつくる」という視点で考えると、口腔の清潔・湿潤を保ち、機能させるという一連の流れにつながります。

摂食嚥下障害を有する推計患者数について

北海道内の病院・施設・在宅での患者さん約35,000人を対象とした調査では、18.1%もの患者さんに摂食嚥下障害がみられた。

> 北海道における摂食嚥下障害を有する患者推計数
> 要介護認定者数に占める割合 ＝**18.1%**
> （平成17年度要介護高齢者に対する
> 摂食嚥下障害対策実態調査報告書：北海道保健福祉部）

↓ この結果を基に試算すると

> 東京都推計 **94,074人**
> （2013年12月、要介護（要支援）認定者数 519,747人）

> 全国推計 **1,051,030人**
> （2013年12月、要介護（要支援）認定者数 5,806,797人）

介護度が上がるにつれ摂食嚥下障害を有する割合も高くなることがわかっています。

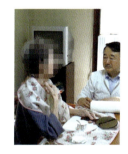

「傾聴と理解そして共感」

生活の場での会話の中に多くのヒントがある。
↓
目標とゴール

会話の中から、歯や義歯だけでなく食べることや言葉の不具合が出てくることも多いです。

慢性期のリハビリテーション

リハビリテーションというと訓練をして本人の機能を回復するというイメージですが、それは回復期の話です。在宅で過ごす慢性期の高齢者の場合、適切な口腔のケアによる全身の感染予防と現在の力に合わせて食環境を調整することによる食支援が中心で、それこそが口からできる生活支援でもあります。

訪問診療を求めてくる方やそのご家族の場合、主訴が歯の痛みや義歯の不適合だったとしてもその根底には、「最後まで口から食べ続けたい」「好きな○○を食べたい、食べさせたい」というように食べることへの具体的な意思や希望を持っている場合が多いのが現実です。生活の場である居宅や介護施設への訪問診療は、そういう意味で摂食嚥下リハビリテーションととても相性がいいのです。

口から食べることを支える

見逃していませんか？
摂食嚥下機能の低下を示すサイン

～こんな症状があったら摂食嚥下障害を疑ってみましょう～

①食事中むせる　②時間がかかる　③食事量が減った　④体重が減ってきた　⑤夜中に咳込む

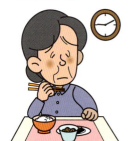
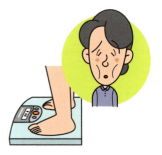
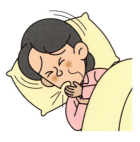

⑥声がかすれることがある　⑦口の中に唾液がたまる　⑧硬いものやパサつくものが食べにくい　⑨喉に食べ物が残っているような気がする　⑩痰の量、粘度の増加

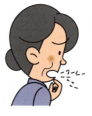

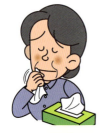
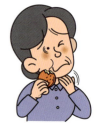
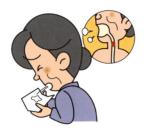

　次のような症状は摂食嚥下機能の低下を示すサインである可能性があります。食べることは毎日の営みなので、患者さんも介護者も慣れてしまい意識されていないことが多いものです。気づきを促すことで食環境や食形態の調整によって改善できることが少なくありません。

❶ 食事中むせる
❷ 食事に時間がかかる
❸ 食事量が減った
❹ 体重が減ってきた
❺ 夜中に咳込む
❻ 声がかすれることがある
❼ 口の中に唾液がたまる
❽ 硬いものやパサつくものが食べにくい
❾ 喉に食べ物が残っているような気がする
❿ 痰の量や粘度の増加

摂食嚥下機能の評価と指導の流れ

①医療面接
主訴、ADL、基礎疾患、服薬、栄養状態、肺炎の既往、本人のコミュニケーション力、介護力など

②口腔内診査
咬合・顎位の安定性、義歯の有無と適合、顎・舌・口唇の可動域や協調性、口腔粘膜、炎症・過敏の有無、口腔清掃状態、構音機能、咳反射、顎関節の異常

③スクリーニング
反復唾液嚥下テスト（RSST）、改訂水飲みテスト（MWST）、フードテスト、オーラルディアドコキネシス、舌圧測定

④食べる場面の評価
- シーティング：テーブル・椅子の高さ、位置
- 姿勢：体幹の安定性、頸部の角度、股関節の角度、膝関節の角度
- 摂食動作：
  ❶自立摂食の場合
  　手と口の協調性、巧緻性、食具や食器の形態
  ❷介助摂食の場合
  　一口量、介助ペース、捕りこむ位置
- 食物形態：固さ、大きさ、まとまりやすさ
- 水分摂取方法：道具、とろみの必要性

↓

- 機能訓練
- 口腔のケア
- 栄養サポート

摂食嚥下機能の低下は、呼吸器感染、低栄養、脱水のリスクとなるので、口腔機能の維持・向上を目指すだけでなく、口腔のケアや栄養・水分への留意が必要です。

摂食嚥下機能の低下を示すサインがみられたら、機能を客観的に評価していきます。全身状態の把握、特に肺炎の既往や発熱の頻度は摂食嚥下障害による呼吸器感染の可能性を考えるうえで重要です。また体重の他、血液検査のデータがあれば、総蛋白やアルブミン値に着目しましょう。

口腔内診査では、器質的な問題（義歯の適合、う蝕や歯周疾患、歯の動揺など）だけでなく、機能的な問題も含めて診断することが大切です。訪問診療は生活の場で行われるので、食べる場面の評価も行いやすい環境にあります。

口から食べることを支える

摂食嚥下機能のスクリーニング

「RSST（反復唾液嚥下テスト）」
「オーラルディアドコキネシス」
ストップウオッチと筆記具があれば測定できるが、専用の測定器も販売されている。

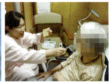

「舌圧の測定」
舌を口蓋に押し付ける力を測る。

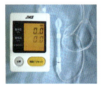

「改訂水飲みテスト」
シリンジと水があれば可能。嚥下とその後の呼吸状態を評価する。

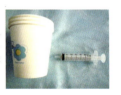

特別な機器を使わずに、構音を見たり唾液や少量の水を使ってスクリーニングする方法が一般的です。また簡単に舌圧が測定できる器具もあり、座位が取れればいずれもベッドサイドで可能です。

摂食嚥下の評価・指導時に使用する器材
〜食べるところをみることからはじまる〜

新生児用の聴診器

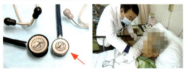

頸部聴診はベッドサイドで有効な評価方法。新生児用の聴診器は小さくて使いやすい。

咽頭マイク　小型拡声スピーカー

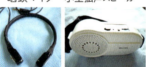

両手があくので介助の妨げにならず、また複数の人で嚥下音・呼吸音を聴くことができる。

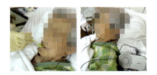

嚥下開始用ゼリーによる嚥下・呼吸の状態の確認。

口の機能を評価しよう

機能評価には様々な方法があります。
「RSST（反復唾液嚥下テスト）」「改訂水飲みテスト」「オーラルディアドコキネシス」「舌圧」などは数値化されるので、経時的な変化を見たり、多職種との連携に必要な情報として活用できます。

舌の可動域や挙上する力、口唇や顎の開閉運動の範囲や速度、構音機能や咳反射なども大切です。また頸部聴診で嚥下の前後の呼吸音を聴くことで、咽頭期の評価もある程度可能です。患者さんの機能や意思の疎通の可否によって、適切な検査を選びましょう。

摂食嚥下機能に応じた食形態の工夫

| 常食 | きざみ食 | ソフト食 | ペースト食 |

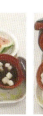 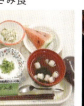 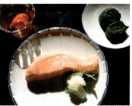 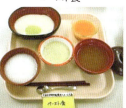

通所施設や配食サービスを利用している場合は、管理栄養士などと協働して食べやすい形態の食事の提供につなげます。

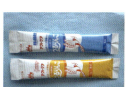 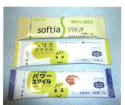

とろみ調整剤は、量や混ぜ方を間違えると、かえって飲み込みにくくなります。正しく使うことが大切です。

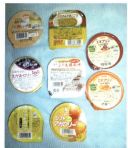 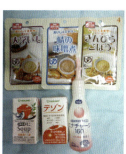

食べやすい形態で、カロリー、タンパク質、水分が補給できるゼリーやムースなどが多く市販されています。

摂食嚥下障害が進むと・・・

食べることがうまくいかないと呼吸器感染だけでなく低栄養や脱水のリスクにつながります。摂食嚥下機能とともに栄養状態の評価とマネジメントが必要になってきます。

現在の機能で無理なく栄養や水分を摂れる食形態を指導するとともに、食事量が十分に摂れない場合は高カロリーの飲料やゼリーやムースなどの利用をアドバイスします。

介護者も高齢者であることが多いので、冷凍やレトルトなど市販のものを使うことで、調理の手間や負担をなくすことも必要です。

摂食嚥下機能が低下すると服薬も困難になることがあるので、服薬ゼリーを用いたり、剤形変更の可否を問合わせたりする必要が出てきます。

ケアマネジャーや管理栄養士、薬剤師と連絡を取りながら食と栄養をチームで支えることが大切です。

基礎疾患と服薬の留意点

> 患者さんの全身疾患の
> 病態と服薬内容などは
> 必ず、確認することが大切です。

　高齢の患者さんは、多剤服用しているケースが多く、処方内容の確認は重要です。

　特に、抗血小板薬や抗凝固薬、ビスホスフォネート剤、向精神病薬、入眠剤、抗パーキンソン病薬などは、歯科治療や口腔乾燥、口腔機能、嚥下機能などにも影響することがあり、確認が必要です。

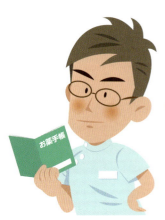
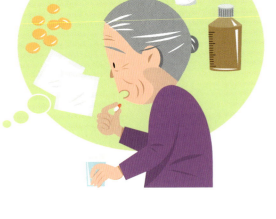

訪問先での留意点

　処方内容と最近の血液検査所見などの確認を必ずしましょう。

　処方については、患者さんのお薬手帳を確認したり、検査所見は主治医に情報提供を依頼したり、ご家族が検査結果を主治医から渡されていることも多いので、確認し記録します。

　また歯科から処方する場合は、ほかの薬剤との相互作用や服薬方法について必要に応じて保険薬局の担当薬剤師と相談することが望まれます。

　場合によっては、主治医と相談して、薬剤師の訪問による服薬指導や管理の導入も考えます。

　抜歯などの観血処置が予定される場合には、主治医と情報を共有し連携したうえで実施します。また、訪問看護師に当日、同席を依頼することもよいと思われます。

　病院歯科など、高次歯科医療機関への入院治療が予定される場合には、本人、家族と相談し、他のサービスを含めた日程調整はケアマネジャーに依頼することも大切です。

高血圧症について

診療時の注意

- 歯科においては、治療中に患者さんの血圧上昇が認められることがあるので、緊張を和らげるようなコミュニケーションをとることが大切です
- 合併症を伴うことが多いので、事前に確認します
- 降圧薬ではCCB（カルシウム拮抗薬）の処方頻度が高く、その副作用で歯肉腫脹を引き起こすこともあります

■ 降圧薬の分類と主な薬剤

分類	主な薬剤名
CCB（カルシウム拮抗薬）	アムロジン、ノルバスク
ARB（アンギオテンシン受容体拮抗薬）	ディオバン、ブロプレス
ACE（アンギオテンシン変換酵素）阻害薬	コバシル、レニベース
利尿薬	フルイトラン、ラシックス
α/β遮断薬	メインテート、アーチスト

狭心症や心筋梗塞などのACSについて

診療時の注意

※ ACS＝acute coronary syndrome、急性冠症候群

- 狭心症と心筋梗塞の既往がある場合、現在の病態を把握することが重要です
- 急性心筋梗塞や不安定狭心症など、ACSの可能性がある場合には歯科治療は避けます
  下記の質問にて心当たりがある患者さんには歯科治療は行いません

  <u>ACSの可能性を疑う質問事項</u>
  「発作の頻度が最近増えていませんか？」　「発作の持続時間が長くなっていませんか？」
  「今までより軽い負荷で発作が起きていませんか？」
  ※）陳旧性心筋梗塞、安定狭心症と診断されている時も、ACSへ移行している場合があるので確認します。

- 狭心症の患者さんは発作が起こった際の対応を、事前に主治医に確認しておくようにします
- 抗凝固薬や抗血小板薬を処方されていることが多いので、観血処置に注意します
- ワーファリンを服用していて血液凝固能PT-INRの測定値が3.0以上の場合は観血処置を避けます

■ 抗凝固薬

一般名	主な薬剤名
ワルファリンカリウム	ワーファリン
ダビガトラン	プラザキサ
リバーロキサバン	イグザレルト

■ 抗血小板薬

一般名	主な薬剤名
アスピリン	バイアスピリン
クロピドグレル	プラビックス
シロスタゾール	プレタール

基礎疾患と服薬の留意点

パーキンソン病について

診療時の注意

- 転倒や起立性低血圧などを起こしやすいので、体位の変換には注意します
- パーキンソン病の重症度（ヤール分類）を理解したうえで、治療計画を立てます
- オーラルディスキネジアがある場合でも、義歯の装着により顎位が安定すると、軽減されることがあります
- 認知症を伴うケースもあることを考慮します
- 約50％の患者さんに嚥下障害が発現するともいわれており、潜在化した嚥下障害がある可能性もあることから口腔のケア、歯科治療時の誤嚥に十分注意します

■ パーキンソン病治療薬

一般名	主な薬剤名
レボドパ配合剤	メネシット
ブロモクリプチン	パーロデル
セレギリン	エフピー
アマンタジン	シンメトレル
トリヘキシフェニジル	アーテン
エンタカポン	コムタン

認知症について

診療時の注意

- 認知症の病型（アルツハイマー型認知症、血管性認知症、レビー小体型認知症、前頭側頭型認知症など）とその経過について理解しておきましょう
- 認知症の容態、進行などによって、歯科治療の受け入れには個人差があり、家族をはじめとする主たる介護者とよく相談することが大切です
- 身体疾患やBPSD：
  認知症の行動・心理症状（Behavioral and Psychological Symptoms of Dementia）に十分留意します
- 認知症の人の食にかかわる困り事への対応を考慮します

■ アルツハイマー型認知症治療薬

	一般名	主な薬剤名
飲み薬	ドネペジル	アリセプト
飲み薬	ガランタミン	レミニール
飲み薬	メマンチン	メマリー
貼り薬	リバスチグミン	イクセロンパッチ
貼り薬	リバスチグミン	リバスタッチパッチ

高齢者の服薬・処方に関する注意

薬は正しく飲んでこそ効果があるものですが、高齢者の服薬では次のような問題が起こりがちです。

| ①薬をシートから出せない・出しにくい
②薬がつかめない
③うまく飲みこめない | また介護者が飲ませる場合も次のような報告があります → | ①口をあけてくれない
②入れた薬剤が口からこぼれる
③かまないで飲むべき薬をかみ砕く
④口の中に薬をため込む
⑤嚥下後も口に残る |

　薬をシートから出せない、つかめないという問題については、1回分ずつわかりやすく分けて取りやすい、つかみやすい容器に入れるなどの工夫で解決できます。

　飲みこみについては、口腔機能を考えたうえで無理なく飲みこめる援助が必要であり、①嫌な味やにおいをマスクする、②飲み込みやすい形態に変える、ことが効果的です。

　ゼリー状のもので包む方法のほか、剤形そのものを変える方法もあります。同じ薬でも錠剤、口腔内崩壊錠（OD錠）、細粒、液剤など剤形変更が可能な場合があるので、本人が飲めるかどうかの確認が必要です。

　また口腔内を視診した時に、薬が残留している兆候がみられたら、医師、薬剤師などと連絡を取り情報を共有することが大切です。

　薬を処方する際は、多剤併用による相互作用、基礎疾患への影響を考慮するだけでなく、正しく服用できるか、飲みこめるかということを確認し、多職種と連携をとりながら、フォローすることが必要になってきます。

―― 薬を飲みやすくする工夫 ――

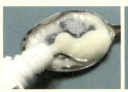 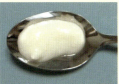

〈散剤の場合〉
ムース状のもので包みます。

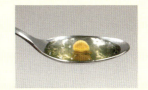

〈錠剤の場合〉
ゼリーに縦にさしこみます。

地域包括ケアシステムと在宅療養を支える地域医療連携

> 歯科訪問診療は、地域医療連携を前提として在宅療養を支えるもの。これからの地域包括ケアシステムの中で歯科の役割は大きい。

地域包括ケアシステムの姿

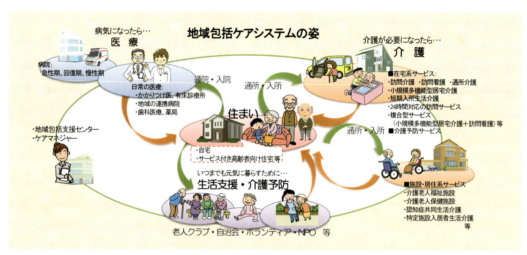

今後、地域包括ケアシステムの構築が進められるなか、歯科医療は、医療の一翼を担うことになります。特に在宅歯科医療の拡充が求められています。（出典：厚生労働省 第119回社会保障審議会介護給付費分科会資料）

外来診療も訪問診療も重要

団塊の世代が75歳以上となる2025年を目途に、介護度が重くなっても、住み慣れた地域で自分らしい暮らしを人生の最期まで続けることができるように、「住まい」「医療」「介護」「予防」「生活支援」が一体的、継続的に提供される「地域包括ケアシステム」の構築が求められています。

今後増加が予想される認知症高齢者の生活を支えるためにも、地域包括ケアシステムは重要です。地域包括ケアシステムにおいて、歯科医院は外来診療、訪問診療を通じて、地域医療連携のもと、適切な歯科医療を提供することが求められ、「生涯口から食べる」生活機能を支援する要として活躍することが求められています。

在宅療養を支える地域医療連携

急性期・回復期・慢性期 → 維持期・生活期

- 歯科診療所 在宅療養支援歯科診療所
  - かかりつけ歯科医
  - 歯科衛生士
  - 継続的な口腔機能の維持・管理
- 地区歯科医師会
- 高次歯科医療機関
  - 歯科大学病院・病院歯科
  - 口腔保健センターなど
- 急性期病院
- 回復期、慢性期病院
- 療養病床（医療療養型医療施設）
- 介護老人保健施設（老健）
- 介護老人福祉施設（特養）
- 介護療養型医療施設
- 居住系施設（有料老人ホーム、サービス付き高齢者向け住宅、グループホームなど）
- 在宅療養
  - 在宅における歯科治療
    - 口腔のケア
    - 口腔機能管理
    - 食支援
  - 医療・介護の連携、多職種協働、情報の共有
- 医科診療所
- 在宅療養支援診療所
- 在宅療養支援病院
- 訪問看護ステーション
- 保険薬局
- 居宅介護支援事業者・介護サービス事業所など

地域のかかりつけ歯科医院として、在宅療養を支えるため、地域連携の構図を理解しておくことが大切です。急性期、回復期、そして、維持期など、患者さんの入院や療養の場が変わることへの対応を含めて、在宅歯科医療として継続的な口腔機能の維持・管理を提供していくことが必要です。そのためには、医科や介護との連携、在宅歯科医療を支える高次歯科医療機関などとの連携は欠かせません。

在宅療養支援歯科診療所

　住み慣れた自宅での療養を支える在宅医療の一環として、歯科訪問診療が位置づけられます。在宅歯科医療を支える後方支援の病院歯科などとの医療連携、多職種協働の考えは重要であり、療養場所や入院先が変わっても、歯科治療、口腔のケア、口腔機能管理、食支援などが継続的に提供できる連携体制の構築が大切です。在宅療養支援歯科診療所は、2008（平成20年）年度歯科診療報酬改定より、在宅または社会福祉施設等における療養を歯科医療面から支援する歯科診療所を「在宅療養支援歯科診療所」（歯援診）として位置づけています。歯援診は、所定の研修の受講、歯科衛生士の配置や在宅医療を担う医科の医療機関などへの情報提供などが施設基準となっており、全国の届け出率は地域格差が大きいものの、今後、地域における在宅歯科医療を担う中核として、その機能と地域への展開が期待されています。

平成27年度介護報酬改定から

「口腔・栄養管理に係る取組の充実」について

施設等入所者が認知機能や摂食・嚥下機能の低下により食事の経口摂取が困難となっても、
自分の口から食べる楽しみを得られるよう、多職種による支援の充実が図られます。

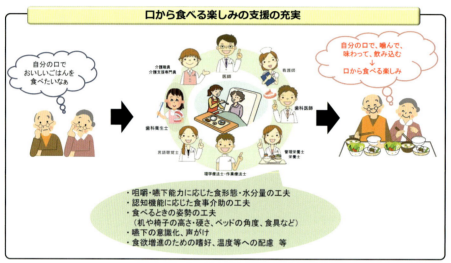

（出典：厚生労働省 第119回社会保障審議会介護給付費分科会資料）

　平成27年度の介護報酬改定において、従来からの経口維持加算については、摂食・嚥下障害を有する入所や食事摂取に関する認知機能の低下が著しい入所者の、経口維持支援のための適正なサービスの供給およびその内容を充実させる観点から、現行のスクリーニング手法による評価区分を廃止し、多職種による食事観察（ミールラウンド）やカンファレンス等の取り組みのプロセスおよび咀嚼能力等の口腔機能を踏まえた経口維持管理を評価することが示されています。

　今後、施設等入所者の経口摂取の維持や経口摂取への移行などに向けて、歯科専門職のかかわりが重要となり、多職種との連携協働での取り組みが進められることになります。今後、介護保険施設などとの連携推進がますます必要となることから、地区歯科医師会などの役割も大きくなると推測されます。

　また、口腔機能維持管理体制加算、口腔機能維持管理加算については、入所者の適切な口腔衛生管理の普及を推進するため、「口腔衛生管理体制加算」、「口腔衛生管理加算」に名称が変更になります。

第二部

在宅療養を支える地域の輪

患者さんや介護されるご家族の包括的なケアを行うためには、多職種のチームアプローチとともに、高次医療機関との連携も欠かせません。地域でこれらのタテヨコの関係を築いていくことが、在宅療養の質を支えるうえで大切です。

第二部ではかかりつけ歯科医と連携する、かかりつけ医、訪問看護師、行政の歯科衛生士、地域内大学病院と総合病院、そして二人の患者さんのご家族からの声を紹介します。

（文責：デンタルダイヤモンド社）

声 〜地域から歯科界へ〜

在宅主治医の声

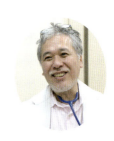

東京都大田区山王「鈴木内科医院」
副院長・鈴木 央 先生

より質の高い在宅ケアを行うためにも歯科の先生たちと"腹の見える連携"をして"できることを・できるだけ"していきたい。

地域のリーダーとして訪問診療に取り組む

1961年に大田区大森で開業した鈴木内科医院。院長の鈴木荘一先生は、日本のホスピス・ターミナルケアの先駆者として、開業当初から町のかかりつけ医として訪問診療に取り組んでこられた。

「もともと父が在宅での診療や看取りを始めたのですが、1999年に医院を引き継いだ時から、私も末期癌や認知症の患者さんの在宅緩和ケアを365日・24時間対応で行っています」と副院長の鈴木 央先生。

鈴木内科医院は在宅療養支援診療所として、外来診療の合間に毎日6〜8人の患者さんの在宅診療を実施される。鈴木 央先生は、在宅診療では地域のリーダー的存在として、患者さんのみならず多くの医療従事者からも頼りにされている。

「毎日訪問する患者さんもいます。大森地区は道も狭く入り組ん

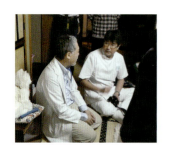

でいるので、半径2kmほどを訪問診療エリアとして自転車で看護師さんと移動しています。狭い範囲ならいつでも駆けつけられるのと、私たちも無理せずに訪問診療を継続できます」

歯科の参入がまだ少ない訪問診療

大田区大森地区は訪問診療のモデル地区であり、厚生労働省からは在宅歯科診療の先進地域になっている。

「在宅患者さんの生活支援では多職種の医療従事者が関わりますが、そのなかで歯科の重要性が認識されてきたのは最近です。幸いなことに、この地区は細野 純先生や新谷浩和先生など訪問診療に熱心な歯科医師がすごく頑張っているので質の高いケアが行えています。

しかし、日本全体では歯科医療従事者が訪問診療チームに参加するのはまだまだ少ないです。その原因は、訪問診療をリードするコンダクター不足です。本来、主治医がコンダクターであるべきなので

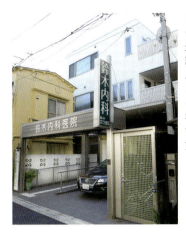

「鈴木内科医院」は大森駅に近い住宅街の一角にある。近所でも評判の医院だけに診療時間中は外来の患者さんで一杯になるが、昼休みなど外来の隙間に鈴木央先生は訪問診療に出られる。ご自宅は医院の2、3階にあるので、夜間の急な訪問診療も対応できる。

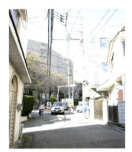

近所は入り組んだ脇道が多いので、訪問診療の際にも自転車で移動する方が速くて便利だという。

すが、歯科に関心のある主治医が少ないと思います。だから、歯科が介入するにしても患者さん側から直接の依頼で義歯を直すようなことしかできなかった。医科歯科連携がスムーズにいかないのは、私たち医科の認識不足も大きいと思います」

ただ、そのような認識不足を助長したのは、一部の歯科訪問診療で行われていた義歯作り屋さん的な存在でもあった。リハビリも考えずに義歯だけを作ることに、多くの医療従事者は違和感を覚えたこともあったという。歯科も本格的に訪問診療に参加するためには、生活を支えるチーム医療を再認識する必要がある。

生の意味を考えて試行錯誤する

「退院後、在宅療養に移る患者さんは、痩せて義歯が合わなくなったり、口腔内状態が悪化している人が多くいます。食べられるための口を作ることは重要ですから、歯科医師や歯科衛生士のニーズはもっとあるはずです。だから、そこで主治医がリーダーとなり歯科医師や歯科衛生士と協働して患者さんを支えることができれば、より質の高いケアができるのです」

医師は患者さんのリスクを考えて胃ろうを造設することもある。そんな患者さんに生活上での希望を聞くと「口から食べたい」という返事が多いという。

「7〜8年前から細野先生や新谷先生たちとチームで診療を始めました。摂食嚥下に問題があり、胃ろうにした患者さんでも口から食べることを希望している。そのために何ができるか、試行錯誤を繰り返しました。最初は氷で水分だけ、その後ゼリー食、そして最後には普通食まで経口摂取できるようになった患者さんもいます。私たちが努力することで患者さんの意識も変るのです。胃ろうだと生かされているというイメージですが、一口でも自分の口から食べられるようになると、能動的な生に変っていく。生の意味がまったく違うのです。本人もさらに頑張ろうとする。それがリハビリの原点でもあり、生活支援としての訪問診療なのです」

訪問診療は結果ではなく、関わりのプロセス

外来と訪問では医療モデルそのものが違う。外来

は治癒を目的とするが、訪問は障害や病気をもっていても生活できる「生活モデル」を支援する医療である。

「ですから、訪問診療は結果ではなく、どう関わったかというプロセスが大切で、それが評価されるのです。摂食嚥下でも、口から食べることを最初から諦めるのではなく、何とか食べられるように皆で協力して生の質を上げようとするプロセス。それが患者さんを支える基になるのです。大事なことは、私たちが患者さんのこれからの生活を考えて、ひと手間もふた手間もかけてあげる。そこに人は満足感を感じるのです」

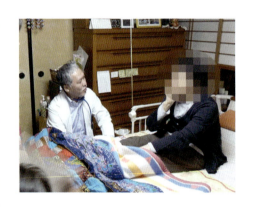

そんな生活支援の中から、少しずつケアの成功体験が積み重ねられてくる。胃ろうから経口摂取が可能になるようなケースがあると、チームのモチベーションは上がり、ケアの質も変わってくる。

「医者は治した患者さんから感謝されることはよくありますが、治らなくても一生懸命に尽くしてくれてありがとう、という感謝もあるのです。さらに、そこで少しでも改善すれば、すごく感謝される。喜びが二重になります。それだけに、訪問診療は本当にやりがいのある仕事です」

訪問診療は生活を支えることである。将来への希望を見失うと、患者さんだけでなくご家族も精神的なダメージ"スピリチュアル・ペイン"を生じる。それだけに訪問診療には治療だけでない心のケアも含まれる。だからこそ、ひと手間もふた手間かけることに意義がある。

地域のなかで"できることを・できるだけ"

在宅診療は地域のチームで行われるものである。ケアマネジャー、ヘルパー、訪問看護師、薬剤師、理学療法士、そして歯科医療従事者など、地域の健康を支援する多職種協働のチーム医療である。

「地域包括ケアは、その地域で活動する医療従事者たちが患者さんの生活を支える地域ネットワークです。とくに、私たちかかりつけ医は住民の支えで診療を行ってきたのですから、その方たちが診療所に来られなくなったらこちらから出向いてあげる。それは歯科も一緒です。

命、生活に向き合って地域で患者さんを支えていくと、志が同じ仲間に巡り会えます。そして、訪問診療のなかで新しい知識、新しい仲間、新しい高度なケアが生まれ、マインドとスキルをわかっている"腹の見える連携"になり、お互いの喜びにもなります。ですから、地域の中で医科も歯科もかかりつけの患者さんの生活を支える活動を"できることを、できるだけ"していただきたい。それが医療の原点でもあると思います」

高齢者が増えて在宅診療のニーズがますます大きくなるこれから、患者さんの前では医科も歯科も関係なく支える立場になる。また、生きている以上は食べるということを望まない患者さんはいない。最後まで自分らしく生きるためにも、医科歯科の連携は大きなテーマである。

訪問診療を始めようと考えられている歯科の先生は、地域の医科の先生と話し合って、お互いがリスペクトできる関係を築いていただきたい、話し合える環境が生まれれば必ず良い方向へ変わっていく、と鈴木 央先生は語られた。

「少なくとも不幸ではない」

鈴木内科医院 医師　鈴木 央

　人間は、現在・過去・未来があり、はじめて安定して存在しています。もし治らない病気や障害のために期待していた未来を得られないと感じた時、人間はその過去も意味のないものに思い、「何のために生きてきたのか？」、「今まで頑張ってきたことには意味がなかった」と苦痛を感じることが少なくありません。

　そんな時に、在宅で過ごす患者さんたちにかける「ことば」です。順番に穏やかにゆっくりと話しかけます。もし、2番目のことばに同意をしてくれた方であれば、3番目のことばをかけます。その後に私たちは結論を言いません。家族が自分のために尽くしてくれて、安心できる場所にいる、このような現在を肯定したその視点でもう一度過去を見直してみると、答えが違って見えてくるかもしれないのです。

> あなたがこのような病気になったことは
> 決して幸せとはいえないかもしれない。
>
> しかし、自宅で
> 周囲から温かいケアを受けているあなたは、
> 少なくとも不幸ではないと
> 私には思えます。
>
> もし不幸でない一日一日が送れるのであるとすれば、
> あなたの人生は
> どのようなものであるのだろうか。

声 〜地域から歯科界へ〜

訪問看護師の声

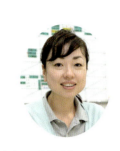

大森山王訪問看護ステーション
看護師・吉見真由美 さん

> 歯科医療従事者の方々が
> 介護の場でできること、
> 情報を私たちに提供してほしいです。
> そして、積極的に介入してください。

多忙を極める在宅療養支援の訪問看護師

都内の訪問看護ステーションで管理者としてステーションを切り盛りしながら、自らも訪問看護師として12〜13名の患者さんを担当する吉見真由美さんは毎日多忙な日々を送っている。

「1日に4〜5件の患者さん宅を訪問することもあります。自転車移動で遠いと30分位かかるので、毎日2時間位は自転車をこいでいますね。患者さん宅では約60分の訪問なので毎日があっという間です。訪問看護ステーションは24時間体制ですから、当番日には専用PHSを持ち帰り、患者さんから緊急連絡が入ればいつでも対応するように準備しています」

訪問看護の職に就く前は、10年近く病棟勤務をされてきた。訪問看護に移った当初は、病棟勤務よりも楽な状況だったが、最近は在宅療養される方が増えてすごく忙しいという。基本的に訪問看護ステーションへはケアマネージャーからかかりつけ医に連絡が入り、かかりつけ医が交付する「訪問看護指示書」に基づいて必要なサービスが提供される。

「私たちは患者さんの全身を診るのが役割なので、初回だと寝る場所からお風呂の状況、日々の食生活、ご家族の状況などその方の生活全体をアセスメントしながら全身状態の把握をしていきます」

お話をうかがうだけでも、訪問看護の慌ただしい現実が伝わってくる。

訪問看護師の多くは歯科に対する意識が低い

寝たきり高齢者など在宅療養されている患者さんで、口腔のセルフケアができない方は誤嚥性肺炎のリスクが高くなり命にも関わる。訪問看護師さんたちは歯科に対する意識はどの程度あるのか聞いてみた。

「多くの訪問看護師は業務の中で歯科はほとんど意識の外にあると思います。まず、歯科医院は全身的に健康な人が行くところ。歯科は歯を中心に部分しか診ていないというイメージがどうしてもあります。ですから、担当の患者さんに嚥下障害があり誤嚥性肺炎のリスクが高い場合には、訪問看護師は耳鼻咽喉科をはじめとする医科の先生や、言語聴覚士に繋いだりすることがほとんどだと思います」

患者さんの命を一番に考える訪問看護師にとって、歯科と命を直結して考える習慣がこれまではなかったという。もちろん、患者さんやご家族の希望で歯科に依頼することもあるが、訪問看護師の中には歯科も往診要請に応えてくれるということすら知らない人も多いのではないかという。

歯科医療従事者も患者さんを全身的に診てほしい

　訪問看護をしていると、経口摂取が思うようにできない患者さんに接することも多い。何で食べないのかを聞いてみると、入れ歯が壊れている、痛いというので口から食べられないと訴えられるという。

　「そのようなご要望を聞いて、歯科の先生に来ていただいて義歯を直していただいたこともあります。私たちは直したらすぐに食べられるだろうと思っていたのですが、実際は食べられない。義歯の不具合期間が長いほど顎などの筋力も落ちて合わなくなっている。義歯を作っても、義歯が使えるように顎や口の周りの訓練をして機能回復しないと使えないということを、実は最近になって知ったぐらいです。義歯を作ったままで帰られる先生もいらっしゃるので、歯科は低くみられがちなのかなと思います」

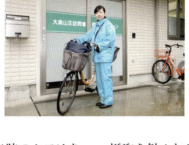

　訪問看護師さんの仕事の中にも口腔のケアはある。ただ、全身状態を診ていく中で口腔に目を向ける時間は数分しかない。とくに口腔を注意する人は、経口摂取できない・胃ろう・痰が多い・抗がん剤を使っている患者さんだという。これらの患者さんは口の中が汚れるのでスポンジブラシで簡単な清掃は行う。

　「ある時、抗がん剤を服用されている患者さんが口の中が痛くて食べられない、というので歯科の先生に来ていただきました。口腔カンジタ症でした。食べられない原因がいくつもあり、口腔内を観察することの重要さを学びました。また違う場面では、食事の様子を診て嚥下状態を評価することがあり、歯科でも全身を診ていただけるのだなと初めて感じました。ですから、歯科の先生や歯科医療従事者の方々が、もっと積極的に介入していただいて私たちにも声を掛けていただければと思います」

何ができるのか、歯科からの情報が少なすぎる

　訪問看護で患者さん宅を訪れていると、最後まで食に対する執着心を持っている方も多くみられる。肺がんの末期の患者さんで食べると痰が絡んで、すごく大量の吸引をしないといけない状態にも関わらず、亡くなる数時間前まで食べることに執着していた患者さんもいたという。

　「直接の担当でしたが、食べて味わい、また食べたいという欲求があり、生きていることを実感しているのだなと思いました。
　医科では誤嚥性肺炎を繰り返す患者さんには胃ろうを造設することもあります。そのような場合には、口から食べることは死に直結すると考えるので、多くの医師は経口摂取を勧めません。でも、ご本人は食べたい、ご家族も食べさせたいという希望があり、それを主治医も理解して、主治医の要請のもとで歯科医師と一緒に患者さんに対応する姿を見た時に、歯科の介入も必要なのだなと痛感しました。ただ、栄養摂取の面まで歯科に求めてもよいのか、私たちもわからないので、歯科の方々からもいろいろな情報をアナウンスしていただきたいと思います」

　口から食べることは人として一番の楽しみでもある。その意味からも歯科医療従事者の行うべき生活支援は多いはずである。吉見真由美さんたちが活動される在宅療養の最前線からも、歯科に対するリクエストが大きくなっていることを歯科医療従事者はしっかり受けとめたい。

声 〜地域から歯科界へ〜

行政の歯科衛生士の声

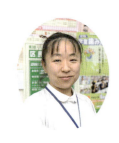

大田区保健所 大森地域健康課
（福祉部大森地域福祉課兼務）
歯科衛生士・伊東由香 さん

もっともっと歯科医師の先生や歯科衛生士の皆さんに在宅療養の現場で活躍してほしいです。

医療職の中でも歯科に対する認識は低い

　東京都大田区では寝たきりの方々の生活支援として、療養や介護方法などの相談を受けている。そのなかに大田区では独自の福祉サービス「訪問歯科支援事業」がある。この事業は福祉課を兼務する4名の歯科衛生士が歯科医院に通院困難な患者さんのお宅を訪れて、ご本人やご家族、介護者のご要望をうかがい、必要に応じて地域の歯科医師会に訪問歯科健診・摂食嚥下機能健診を依頼する。

　大田区保健所大森地域健康課の伊東由香さんは、寝たきり高齢者の生活支援を担当するベテラン歯科衛生士さんである。

　「大田区の歯科訪問診療は昭和64年から始まりましたが（平成13年からねたきり高齢者訪問歯科支援事業に名称変更）、まだ認知度は低いと思います。相談窓口は大きく開けていて、生活者ご本人やご家族、地域包括支援センター、ケアマネジャーさん、在宅医のドクターなど、いろいろな方から連絡を受けて対応するのですが、いまだに歯科が"訪問してくれるの？"と質問を受けるくらいです」

　例えば、口腔機能が低下して摂食が思うようにできない高齢者に接した時、ケアマネジャーはどこに連絡したらよいのか迷うという。連絡先で多いのが言語聴覚士（ST）で、迷わず歯科に相談されるケースはまだ少ない。

　「歯が痛い、入れ歯が壊れた、といった明らかな口腔の問題では歯科の範疇であるため私たちに連絡が入るのですが、摂食や嚥下が心配というケースでは、歯科が取り組んでいるという認識は医療職の中でも少なく歯科につながりません。それは、歯科医療従事者が摂食嚥下の分野で活躍されることがまだ少ないからだと思うのです」

訪問で最も大切なのはコミュニケーション

　そのような状況の中でも、口腔内細菌の全身に及ぼす悪影響が広まるにつれて、少しずつだが歯科に対する依頼も増えてきた。

　福祉課に歯科の依頼が入ると、行政の歯科衛生士が患者さん宅を訪れて状況調査・アセスメント、さらに、口腔のケアの方法や機能向上のための指導を実施する。

　「連絡をいただいたら、その方の口腔状況の他、主治医、既往歴、サービス提供者、サービスの内容、身体のADLから認知、生活環境まで知り得る情報

はすべて確認します。また、患者さんやご家族は、自分たちの希望を先生方にうまく伝えることができなかったり、遠慮されてしまうなど、色々な方がいます。ですから、私たちが患者さんやご家族の思いや気になることをうかがって、直接先生方に患者さんの意向をお伝えします。ここで、私たちが最も大切にしていることは患者さんたちとの間のコミュニケーションなのです。私たちがうまく仲介することで、患者さんと先生方も打ち解けて、その後の診療やケアがスムーズにいくからです」

伊東さんたちは患者さんの口腔内を確認してご本人や介護者に歯科指導は行うが、定期的な訪問による口腔のケアなどは行わない。あくまでも繋ぎの立場で、その先は依頼先の歯科スタッフにお願いする。

「私たちが聞き取り調査で訪問しても、患者さんやご家族の中には歯科には頼んでいないと頑固に言われる方もいます。在宅医やケアマネさんが口腔の不具合を見つけて歯科に来てもらいましょうね、と言っても本人たちにはその自覚がないこともあるのです。だから、診るところまでの前振りがとても大切になります」

歯科訪問診療で患者さんの人生をサポートして欲しい

伊東さんは、かつて診療所勤務も経験されてきた。診療所と在宅では患者さんの接し方がまったく異なるという。

「診療所ですと、"ここにう蝕、ここは歯周病が重度"といった具合に悪いところを探して治療にはいります。ところが、居宅で悪いところばかり指摘されると、ご本人やご家族は文句ばかり言われたと感じて二度と歯科に依頼しなくなります。居宅は暮らしの場で主役は依頼者ご本人であり介護のご家族。私たちは、あくまでも客として行くので、治療をさせていただいたり指導をするうえで、その方の生活の中で何か良いところ、嬉しいところなどポジティブな面からアプローチしないとうまく進みません」

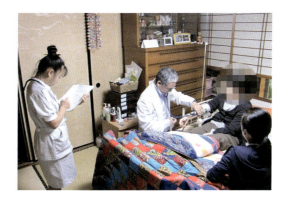

ひとつでも、ご本人やご家族にとって笑ってくれる何かがあれば、お互いに嬉しくなり次に繋げられるという。

「室内を見てその方の好みや興味あることを見つけた時はスムーズに話をすることができます。また、その方の立場になりご家族と一緒に考えてあげることも大切です。

以前、認知症の方で歯ブラシもわからず歯磨きができない方がいました。ご家族も困っていたのですが、その方やご家族と話しながら歯ブラシを持ってもらい口に当てた途端に磨き出したのです。元気な時には歯磨きを行ってきたわけですから、無意識でも歯ブラシが口に当たると、自然に動かす。そんなこともあるのです。ご家族と考えお互いに理解しながら検証するように進めていくと悩みを解決することができます。

これからますます歯科訪問診療が必要になるので、より多くの先生や歯科衛生士さんたちに参加していただきたいと願います。ひとつひとつの経験の中から素晴らしい発見や喜びも見つけられます。また、もし困った問題が生じても、私たちのバックには専門医や経験豊富な医療スタッフもいますので、安心して始めていただきたいと思います」

それまでのその方の人生を尊重して、その人らしく最後までしっかり生きていただく。そんなサポートを歯科医療従事者も、もっと行っていただきたいと伊東さんは語られた。

東京都大田区における居宅への訪問歯科の取り組み

大田区では、かかりつけ医・歯科医を持たない患者さんからの依頼でも、スムーズに歯科訪問診療を提供できる仕組みがつくられている（ねたきり高齢者訪問歯科支援事業）。大田区行政の歯科衛生士が現況調査を行い、地区歯科医師会にスムーズに依頼する。訪問の際にも担当歯科医師に同行し、患者さんとのコミュニケーションが図られている。

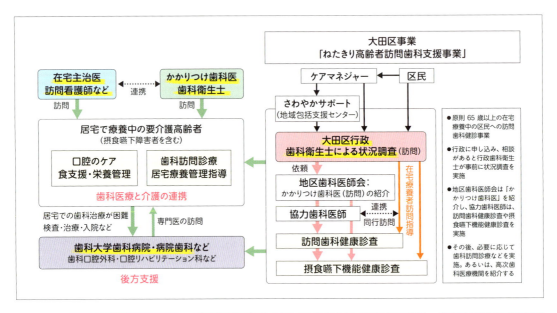

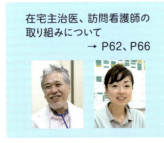

在宅主治医、訪問看護師の取り組みについて → P62、P66

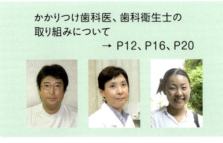

かかりつけ歯科医、歯科衛生士の取り組みについて → P12、P16、P20

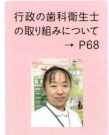

行政の歯科衛生士の取り組みについて → P68

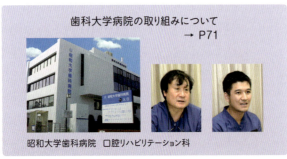

歯科大学病院の取り組みについて → P71
昭和大学歯科病院　口腔リハビリテーション科

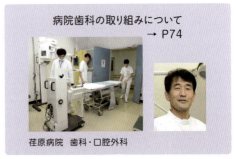

病院歯科の取り組みについて → P74
荏原病院　歯科・口腔外科

東京都大田区には、高次歯科医療機関として、東邦大学医療センター大森病院歯科口腔外科、池上総合病院歯科口腔外科もあり、密接な地域医療連携が行われている。

声 〜地域から歯科界へ〜

後方支援の歯科病院の声

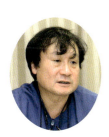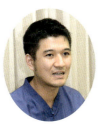

東京都大田区北千束
昭和大学歯科病院口腔リハビリテーション科
科長・高橋浩二 教授
伊原良明 助教

摂食嚥下障害など複雑な症例では専門の医療機関と連携してください。後方には大学や総合病院が控えています。

不安を感じたら大学病院などに支援要請

　歯科訪問診療は医療に携わる多職種が、居宅や施設で療養される患者さんを支えるチーム医療で行われることが多い。体の自由がきかない、意思の疎通が難しい、認知症で外来できないなど、様々な患者さんがいらっしゃる。そのような状況の中で、歯科に要請があり患者さんのもとに出向くのだが、患者さんの状態や器具などの問題で、訪問では対応できない症例にも遭遇することがある。

　「そのような場合は、近隣の歯科大学病院や総合病院の歯科・口腔外科などに支援を要請されることが大切です」と、昭和大学歯科病院口腔リハビリテーション科の高橋浩二教授は語られる。

　高橋先生も、近隣の歯科訪問診療されている先生方からの要請により週に7件以上の訪問に立ち会うこともある。

　「とくに摂食嚥下障害の患者さんの検査やリハビリテーションが多いです。様々な疾患により経管栄養になった患者さんでも、口から食べたいというご希望をお持ちの方は多くいます。また、少しでも口から食べられるようになることで、生きる意欲も増し回復傾向に向かう患者さんもいらっしゃいます」と高橋教授。

摂食嚥下障害は専門の医療機関との協働で

　歯科医師にとって摂食嚥下障害は大きなハードルである。大学教育でもこの分野に力を入れはじめたのは近年で、開業されている歯科医師の多くは馴染みの薄い分野でもあった。しかし、寝たきりの高齢者では大なり小なり摂食嚥下障害の患者さんも多い。

　「摂食嚥下障害は、何らかの基礎疾患があり出てくる障害で、誤嚥性肺炎とも直結するので医科の診断も必要です。つまり、医科や多職種との連携が欠かせない医療なので、大学病院などに支援を要請していただきたいのです」と昭和大学歯科病院口腔リハビリテーション科の伊原良明助教。

　これまで昭和大学歯学部は、口腔機能リハビリテーションでは先進的な取り組みで多くの実績を上げてきた。患者さんの機能障害のスクリーニングを十

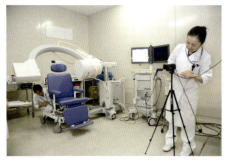 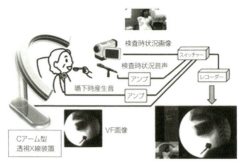

昭和大学歯科病院口腔リハビリテーション科の摂食嚥下障害の検査は、患者さんの検査時の状態とともに撮影される。病院内ではCアーム型透視X線装置を使われる。

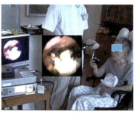 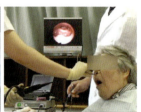

在宅では嚥下内視鏡によるVE検査を行うが、患者さんの検査時の状態とともに撮影され、嚥下機能とその時の患者さんの姿勢を同一画面で構成して、介護者や医療機関への画像提供を行う。

分行ったうえで、在宅では内視鏡によるVE検査を行い、外来ではCアーム型透視X線装置によるVF検査を行う。その際、検査画像だけでなく検査時の患者さんの姿勢や意欲、表情、呼吸状態などの生体情報を動画と音響信号で同時に記録し、評価結果を踏まえてリハビリテーションプログラムを立案していく。

「担当の先生、患者さんご家族や介護者たちと一緒に検査を行い、どのようなプログラムで嚥下リハビリテーションを行ったらよいのかを評価します。また、その際に検査時の動画、音響データをDVDにして紹介医療機関や介護者にお渡ししますので、以後の安全なリハビリテーション指針にもなります」と高橋教授。

胃ろう患者さんでも口から食べたい

誤嚥性肺炎のリスクから栄養と水分を十分量摂取するために、胃ろうを造設される患者さんも多い。東京都大田区大森地区では、胃ろう患者さんでも嚥下リハビリテーションを行い、胃ろうを外して経口摂取に戻られた患者さんも数多くいる。

「胃ろうだから食べられない、と思われている方も多くいます。また、胃ろうにより必ずしも誤嚥性肺炎のリスクが減るわけでもありません。唾液の誤嚥で肺炎にもなりうるので胃ろうでも口腔のケアは重要です。胃ろう患者さんでも、口から食べたいという意欲をお持ちの方は多いので、そのようなケースに遭遇したら先生方はひとりで行おうと考えずに、大学病院に連携を依頼していただきたいと思います」と高橋教授。

歯科訪問診療を行うなかで高頻度に出会うのが摂食嚥下障害である。水飲みテストや唾液飲み検査などのスクリーニングである程度の判断は下せるが、その先の確信が欲しい時には歯科大学病院などに支援をお願いして欲しいと、伊原助教も語られる。

後方支援の医療機関があることで
訪問診療の質も向上

「訪問される先生方の後方に大学病院の支援があるということで、ご家族や介護される多職種の医療従事者も安心されると思います。大学病院の言うこと

は、ご家族も素直に聞いてくれる傾向があるので、納得させる材料が欲しい時にも、私たちを利用していただければいいと思います」と伊原助教。

もちろん、摂食嚥下障害だけでなく麻酔が必要な観血処置なども、積極的に二次医療機関と連携して行うことが大切だ。在宅や施設で行えることは限られてくるので、地域の医療機関や多職種の医療従事者と連携して患者さんを支える医療を提供したい。

「口腔の重要性は多くの医療機関で再認識されてきています。歯科のない総合病院でも、最近は摂食嚥下に熱心な先生方も増えているので、積極的に連絡を取り合って連携できる仲間を増やして欲しいと思います。また、摂食嚥下の分野は横のつながりも強いので、訪問される地域に頼れる病院がなくても、出身大学や私どもに問い合わせていただければ、近隣の頼れる先生や医療機関をご紹介できると思います」と高橋教授は語られる。

難しいケースや不安に感じた時、後方支援として大学病院などの医療機関があるということは歯科訪問診療では非常に大切なことである。さらに、連携を深めることで先生方のネットワークも広がり、新たな世界も開けてくるはずである。

かかりつけ歯科医と口腔リハビリテーション専門医の訪問医療連携
～昭和大学歯科病院 口腔リハビリテーション科～

かかりつけ歯科医の先生方が訪問診療されるなかで、患者さんご本人やご家族の希望により、摂食嚥下の口腔リハビリテーションを行いたいというケースも出てきます。そのような時には、摂食嚥下機能評価を専門医に依頼することも大切です。

昭和大学歯科病院口腔リハビリテーション科では、専門医が在宅や介護施設に出向き患者さんの機能評価を行い、かかりつけ歯科医とのカンファレンスとともに、日常的に介護される方への今後の訓練方法などの指導も行っています。

歯科訪問診療は地域のチーム医療の一環として行われるべきです。摂食嚥下機能評価が必要だと思われたら、専門の医療機関に問い合わせていただきたいと思います。

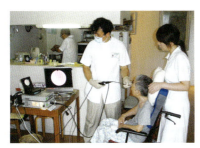

在宅訪問診療での嚥下内視鏡VE検査。内視鏡動画は、患者さんの検査時の様子とともに記録される。同時に、舌の動き、軟口蓋の動きなど口腔機能の評価も行われ、以後の訓練方法の指導も行う。

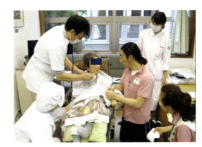

かかりつけ歯科医の依頼により、特別養護老人ホームなどの施設にも出向く。機能評価後、歯科医師や施設の介護スタッフとのカンファレンスも行われる。

声 ～地域から歯科界へ～

後方支援の総合病院の声

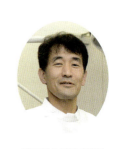

東京都大田区東雪谷
公益財団法人 東京都保健医療公社 荏原病院
歯科・口腔外科
長谷川士朗 先生

在宅の診療でお困りのこと リスクが高いと思われる処置。 どんなことでも 病診連携の医療機関に ご相談ください。

地域の先生方を後方支援する病診連携

「私どものような総合病院では、スタッフが外に出て活動することはできないのですが、地域の先生方の後方支援というかたちで、医科歯科問わずに病診連携で先生方の困っていることの支援は積極的に行っています」と歯科口腔外科の長谷川士朗先生は語られる。

荏原病院は平成6年のリニューアルを機に地域の医師会・歯科医師会との病診連携を立ち上げた。クリニックで処置できない患者さんを病院に搬送していただき治療サポートを行ったうえで、回復したらクリニックの先生の元に患者さんをお返しするシステムである。

「病診連携システムを立ち上げた20年前は全国的にはあまり普及していなかったのですが、今日のように在宅診療が増えてくると病診連携は当たり前です。どこの総合病院でも地域医療連携室がありますので、病院にご連絡いただければ在宅医の先生方のお手伝いをしていただけると思います」

東京都大田区にある荏原病院は、東京城南地区7つの歯科医師会をカバーし、歯科連携医院は900軒以上に及んでいる。もちろん、歯科医師会に入会されていなくても病診連携は行われている。

観血処置は提携病院の口腔外科に搬送

在宅での処置は外来とは比較にならないくらいに慎重を要する。とくに基礎疾患によっては寝たきりの高齢者では、水を使うことはハイリスクである。

「医科の在宅医は、往診バッグひとつで行って患者さんの所見をとって薬を処方されることがほとんどです。歯科の訪問診療も、患者さんのお口のチェックと義歯調整、そして口腔のケアぐらいでいいのではないかと思っています。本来、在宅で局所麻酔を使うような処置は医科では考えられないので、抜歯とか歯を削るような処置が必要であれば、設備の整った病院に搬送されて行うことをおすすめします」

総合病院であれば、術中に急性症状が出ても医科のスタッフも揃っているので安心である。

「私たちもひとりでは何もできません。大きな病院で歯科のスタッフもいる、医科の先生もいる、バイタルチェックしながらの麻酔医もいる環境だからこそできるのです。在宅診療は多くの医療従事者のサポートのもと

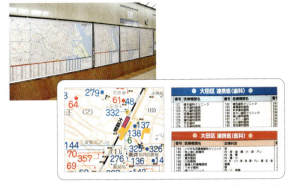

1階通路に掲示されている地域の連携医療機関マップ。大田区、品川区、目黒区、世田谷区内の医科・歯科の連携医院の位置がすべてマークされている。

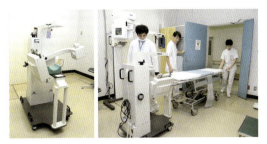

臥位用パノラマX線撮影装置。ストレッチャーのままパノラマX線撮影を行うことができる。近隣の歯科訪問診療医からの撮影依頼も多いという。

で行われるのですから、病院歯科もそのひとつとして考えてスタッフの仲間に加えていただきたいと思います」

提携医療機関があることで
ご本人やご家族も安心

病院歯科では外来の患者さんを歯科診療科で診るだけではなく、病棟の患者さんのお口のトラブルから、口腔のケアなども日常的に行っている。

「入院患者さんで歯が痛いとか、義歯が壊れたというケースは日常です。最近は周術期の口腔のケアも盛んですし、食べる機能を維持していくための摂食嚥下リハビリテーションもコ・メディカルスタッフと協力しながら行っています。歯科があることでの病院メリットは非常に大きいのですが、歯科訪問診療も提携している総合病院があるということは大きなメリットになるはずです。また、提携医療機関があるということで、患者さんご本人やご家族も安心されると思います」

連携医療機関に患者さんのサポートをお願いする時には、患者さんのADLや基礎疾患情報も添えて患者さんを送るのが原則である。たとえ主治医とコンタクトが取れなくても、ご家族からの情報やお薬手帳で基礎疾患は推測できるし、病院から主治医のクリニックに連絡して確認することもできる。

「医科の先生方も、誤嚥性肺炎の問題もあり最近は口腔内の状態には関心があり、お口の中をきれいにすることにはご理解いただけるので、協力的にサポートしていただけると思います」

ホームドクターとの共同診療も可能

総合病院だとストレッチャーのままでもパノラマX線を撮ることのできる設備もあるので、患者さんの口腔全体を把握する必要がある時には撮影だけの依頼も行える。

「設備だけの利用も可能です。また、処置する際でも患者さんやご家族はいつも診てもらっているホームドクターに行ってもらうことが安心にもつながります。したがって、何らかの処置で搬送していただいて、ホームドクターが術者になり病院スタッフがサポートに回る共同診療も可能です。今の時代、病院はオープンな医療施設になっていますので、在宅の先生方にどんどん利用していただきたいと思います」

これからは、外来に通えない患者さんも増えて歯科訪問診療の時代になる。長谷川先生も、かつて障害者歯科と出会って医療としての歯科の重要性を感じ、医科や病院スタッフと連携ができることで、患者さんを支えるやりがいを感じたと言う。在宅で患者さんを支える先生方も、地域支援の総合病院と二人三脚で安全な医療を提供していただきたい。

患者さんとご家族の声

　日本の超高齢化はさらに進み、在宅療養される方々は確実に増加します。また在宅療養を続ける若年の患者さんもいらっしゃいます。歯科診療所に通院が困難となった患者さんのもとに、かかりつけ歯科医や歯科衛生士が訪問し、口腔管理をすることが在宅歯科医療の基本的な姿です。患者さんとそのご家族が在宅療養に求めていることは何か。その価値観と意思を尊重しながら、歯科の専門性を生かした支援が求められているのです。

　食べることは在宅療養をされる患者さんの生きる意欲の源です。専門的な口腔のケアと歯科疾患治療を通じて食べることを支え、心身の健康に寄与する在宅歯科医療を展開していただきたいと思います。

　ここでは、私たちの背中を押し、力を与えてくれるご家族の声を紹介します。

高齢者を介護するご家族の願い

歯医者さんに診てもらわなかったら胃ろうにして死期を待つばかりだったのかもしれません。

脳梗塞になりしばらくして「食欲がない」

　「歯医者さんが往診に来てくれるなんて、最近まで知りませんでした。もう少し早く知っていたら、父も生死をさまようようなこともなかったのにと思います」

　大正14年生まれのTさんが脳梗塞で倒れたのは2008年。奥様をその4年前にクモ膜下出血で亡くされ、脳梗塞で倒れてからは近所に住む長男の義男さん（60歳）夫婦がリハビリや日々の介護に当たってきた。

　「脳梗塞を発症してから手当が早かったので命は救えました。でも、左半身に麻痺が残り退院後もリハビリ病院に入院したり、復帰に向けて本人も一生懸命でした」

　Tさんは商社で小麦のエキスパートとして70歳まで現役で仕事をしてきた。80歳を超えても豊かな髪の毛で高齢者の中でも大柄なので、近所の人からも「いつまでも若いですね」と言われるダンディーな人だった。

　「終戦直前に陸軍士官学校を卒業した父でした。若い頃の厳しい訓練に耐え、幹部候補生としてのプ

ライドも高い人でしたから、病に倒れた後も本人なりに必死にリハビリに頑張ったのだと思います」

ところが、週2回のリハビリ病院に通い始めて3年目頃から体調に変化が始まった。それまで60kgだった体重が50kgに落ち、食欲も目に見えてなくなってきた。ご家族がどうして食べないのか、と聞いても「食欲がない」の一言だった。

「ある日、ベッドから動こうとしない父を見て、いつもと違うと思い体温を測ったら高いのです。脱水症状もあるようだったので、すぐに病院に連れて行ったら肺炎だと診断されて入院しました」

体調が落ち着いてから帰宅しても、Tさんの食欲は上がらない。1か月後に再び肺炎で再入院した。入院中は経管栄養で低栄養の改善を図ってきたが、退院後は口からの食べる量が少なく、しばらくすると低栄養になってしまう。そんな繰り返しが続いた。

義歯が当たり痛くて食べられなかった

「3度目の入院をした時に担当医から胃ろうを勧められました。誤嚥性肺炎だから口からの摂取だと同じことの繰り返しで死期を待つようなものだと言うのです。それで、父にも胃ろうにしようと伝えました。もしかしたら、もう口からは食べられないかもしれないから、最後に何を食べたいかとも聞いてみました。すると、すき焼きを食べたいけれど、入れ歯が当たって食べられないと言うのです」

それを聞いていた看護師さんが、「一度、歯医者さんに来てもらいましょう」と提案して近所の歯科医院に連絡した。

Tさんは若い頃から病院嫌いで、なかでも歯科医院は大の苦手だった。そのため歯周病が進行し70歳で仕方なく総義歯を作った経緯があった。倒れるまでは、何とか義歯を駆使して食事を摂っていたが、脳梗塞で倒れてからは義歯が合わなくなり粘膜に当たるようになっていた。数日後に歯科医師が病院に来て、Tさんの義歯のチェックと調整を行い口腔のケアのポイントを指導した。

「義歯を直してからは病院食も食べる量が増えてきました。胃ろうは様子を見てからということになり、しなくても大丈夫になりました。退院してからも一度歯医者さんが訪問してくださり、入れ歯と口に中のチェックと食事の様子を見ていかれ、"元気になって車椅子でも歯科医院に来られるようになったら一度来院して下さい"と言って帰られました」

義歯を調整して口から食事ができるようになってから、徐々にTさんの体重も増えてきた。45kgまで落ちていたが3か月で50kgまで回復した。その間に、食べたかったすき焼きも食べた。食べられるようになると生きる意欲も生まれ、リハビリも復帰した。

「辛抱強く口数が少なく、まして歯医者嫌いの父でしたから、入れ歯が痛いことも私たちは気がつかなかったし、さらに歯医者さんが訪問してくれるなんて看護師さんが口にするまで知りませんでした。いまから思えば、倒れてリハビリと同時に口の中も診てもらえていれば、もっと早く回復していたのかもしれません」

その後、リハビリも順調に進み、最近では杖をついてゆっくり歩けるようにもなった。訪問してくれた歯医者さんの歯科医院にも月に1度はリハビリがてら義歯のチェックに訪れるまで回復した。

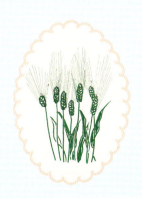

患者さんとご家族の声

ご子息を介護するお母様の想い

生きている以上、口から食べることは生命力の源だし本人だけでなく家族の喜びでもあるのです。

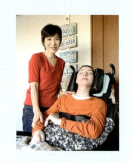

突然の事故、何も受け入れられない

「口から食べられるようになるなんて、当初は考えられませんでした。息子が病院に担ぎ込まれた時には、意識的にかなり厳しい状態だったので、母親としてはとにかく祈る気持ちだけでした」

2010年1月2日、19歳だった卓君はバイクで事故を起こした。バイクが好きで手先が器用だった卓君は、友人の調子が悪いバイクを直してあげようと試乗して事故を起こした。頭を強打して、その体に転倒したバイクが襲った。重度の脳挫傷だった。

「意識がないと聞かされても、まったく想像できませんでした。病院で息子を見た時、頭部がひどく腫れて顔が全然違うので、うちの子じゃない、と思ったのですが、ホクロの位置や荷物を見て、やっぱりそうだ、と。それからは、本当に夢と現実の間をふわふわしている感じで何もわからない、何も受け入れられない状態でした」

手術、ICUに入り1週間が峠だと言われたが、若くて生命力も強い卓君は命をつなぎ留めた。

「生きてくれてよかった、ただそれだけでした。でも、今後どうしていいのかも、誰に何を聞いたらいいのか、何もわからない。数ヶ月間は夢と現実の間にいる状態が続きました」

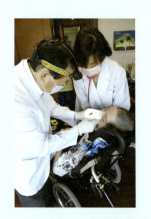

看護師さんから「少しでも口から食べられるようにしましょう」

卓君の入院は9か月に及んだ。その間、少しずつ現実を受けとめられるようになったお母さんに、看護師からある提案が持ちかけられた。「残っている機能を少しでも高めるためにも、何とか口から食べられるようにしましょう」。

水が飲めないので胃ろうを造設しているが、少しでも未来への可能性があることならとお母さんも看護師さんの提案を受け入れた。

「それから病院で少しずつ口から食べる訓練を始めました。摂食嚥下リハ専任看護師の小山珠美先生を中心に、理学療法士、栄養士などが協力して口から食べることの訓練をしていただきました」

入院中には、軟らかい食塊なら口から食べられるようにまで回復した。

2010年10月に卓君は退院した。環境が変わりストレスがかかったのか、噛み締めがすごく強い状態になっていた。お母さんが気づいた時には唇は大きく腫れていた。

「枕が真っ赤になるくらいになったので、区役所に歯科の紹介を依頼しました。また、口から食べさせることに協力的な先生にお願いしたいとも伝えました」

行政から派遣されてきたのは細野先生だった。

食べるようになり多くの反応が出てきた

「初めて訪問した時は唇の傷がひどかった。若いから歯は全部揃っていたので、まずマウスピースを作ろうと歯科衛生士と訪問看護師と私の3人で何とか型を採りました。その後、唇の傷も治り安定してきたので、今ではマウスピースも必要ないけれど、最初は本当に緊張が強かったですね」と細野先生。

退院当初は全身が緊張し、唇は痛々しい状態だった。それから歯科訪問診療を続けて4年目になった。唇の回復とともに口から食べる生活に戻り、今では毎日2食を安定して食べられるようになっている。

「細野先生と口腔リハビリテーション専門の冨田かをり先生にほぼ毎月来ていただきます。口腔のケアはもちろんですが、炎症やむし歯の治療、そして嚥下機能評価などをしていただいています。最初は体が強ばっていたのですが、今では座位にもなれるし、力も抜けて穏やかな姿勢もできるようになりました。食べることで、いろいろな感覚を刺激しているからかもしれません。本当に嬉しいです」

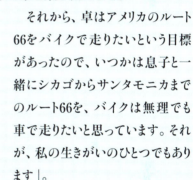

卓君は、週4回デイケアに通い、その間に全身のリハビリテーション、訪問看護、主治医による訪問診療など回復に向けての療養生活を送っている。

「口から食べる訓練を始めてから、本当に素敵な出会いをいただきました。事故は残念ですが、食べるというキーワードのもとで細野先生をはじめ、少しでも機能を高めようと協力してくれるスタッフの皆さんに巡り会えたのは、息子だけでなく私にも大きな力をいただきました。食べることで、いろいろな反応が出てくるようになるなんて、本当に生きてくれてよかった」

口から食べることが生命力の源

事故から4年目、卓君も23歳になった。退院当時はまだ幼さも残る表情だったが、今では青年の表情に変わっている。

「不思議に思われるでしょうが、私はいま幸せを感じています。普通だと23歳の男子が母親とずっと一緒にいることはないじゃないですか。ここで一緒に居られるということだけで幸せなのです。

私の今の目標は、いつかお雑煮を食べさせたいということです。事故の日、待ち合わせに間に合わないとお雑煮も食べずに家を飛び出したので。

それから、卓はアメリカのルート66をバイクで走りたいという目標があったので、いつかは息子と一緒にシカゴからサンタモニカまでのルート66を、バイクは無理でも車で走りたいと思っています。それが、私の生きがいのひとつでもあります」。

すべての歯が残っていることで、後に智歯の抜歯も必要になるかもしれない。その時のバックアップ体制として近隣の総合病院の口腔外科とも連携は取れている。食べ始めた頃は噛む動作も緩慢だったが、今では噛んで擦りつぶすような反応も現れた。口から食べることが、人間の尊厳であり生命力の源になっている。

「生きている以上、口から食べる喜びってあるんです」とお母さん。生活を支える医療。卓君のような若くして障害を持ってしまった患者さん、これから増える高齢者たちに、本当に必要な医療となる。

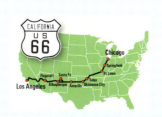

参考になる図書

■ 在宅医療全般・地域包括ケアについて

在宅歯科医療の地域実践 チームで推進 口腔ケア対策
日本歯科医師会 監修　向井美惠　角町正勝　佐藤保　恒石美登里　編著　生活福祉研究機構　2014

在宅医学
日本在宅医学会 テキスト編集委員会　編集　メディカルレビュー社　2008

地域包括ケアを支える 医科歯科連携実践マニュアル
日本リハビリテーション病院・施設協会 口腔リハビリテーション推進委員会　編　三輪書店　2014

医療連携による在宅歯科医療
箱崎守男　石井拓男　角町正勝　編著　ヒョーロンパブリッシャーズ　2008

健康長寿診療ハンドブック
日本老年医学会　編集発行　メジカルビュー社　2011

高齢者歯科診療ガイドブック
日本老年歯科医学会　監修　下山和弘　桜井薫　深山治久　米山武義　編　財団法人 口腔保健協会　2010

■ 口腔のケアとリハビリテーション

摂食・嚥下リハビリテーション 第2版
才藤栄一　向井美惠　監修　医歯薬出版株式会社　2007

入院患者に対するオーラルマネジメント
財団法人8020推進財団　2008
※ http://www.8020zaidan.or.jp/care_test/index.htmlよりダウンロード可能

口腔ケアガイドブック
日本老年歯科医学会　監修　下山和弘　米山武義　那須郁夫　編　財団法人 口腔保健協会　2008

サルコペニアの摂食・嚥下障害
若林秀隆　藤本篤士　編著　医歯薬出版株式会社　2012

摂食・嚥下を滑らかに 介護の中でできる口腔ケアからの対応
冨田かをり　著　中央法規出版　2007

"口から食べる"をささえる 在宅でみる摂食・嚥下障害、口腔ケア
新田國夫　編著　南山堂　2010

図解 介護のための口腔ケア
菊谷武　著　講談社　2008

■ 認知症高齢者への対応について

認知症高齢者への食支援と口腔ケア
平野浩彦　編著　株式会社ワールドプランニング　2014

認知症の人の食事支援BOOK
山田律子　著　中央法規出版　2013

■ その他

今までなかった! ケアマネジャーのための医療職との連携ハンドブック
一般社団法人 日本介護支援専門員協会　編集　2014

高齢者の意思決定プロセスに関するガイドライン 人工的水分・栄養補給の導入を中心として 2012年版
一般社団法人 日本老年医学会　編　医学と看護社　2012

わかりやすい倫理 日常ケアに潜む倫理的ジレンマを解決するために
箕岡真子　稲葉一人　著　株式会社ワールドプランニング　2011

あとがき

在宅療養を支える
チームの一員としての歯科の役割

細野 純

はじめての歯科訪問診療

　私が東京都大田区大森に開業して2年目ぐらいの時、今から32年ほど前のことでした。

　近くの都営住宅にお住まいの患者さんが、ご自分の母親の入れ歯が割れて、食べられなくなり、困っているのだが、寝たきりの状態で、とてもここまでは来られないので、何とかならないでしょうか？と言って、破折した義歯（局部床義歯）をお持ちになり、受付にいらっしゃったのでした。義歯は、いくつかに破折しており、口腔内での修理が必要と判断し「お母様は、どちらにお住まいですか？」と聞いたところ、そこのアパートですとのことだったので、当時は歯科医師が往診するという概念はない時代でしたが「お昼休みに、行きますよ」と伝え、当時、現在のようなポータブルエンジンなどはなかったので、とりあえず、口腔内で破折した義歯を合わせ、持ち帰って修理ができないかと、ミラーと即重レジンなどと大きな懐中電灯を持って、その方のご自宅へ往診したのが始まりでした。患者さんが通院困難な状況であれば、行ける範囲であれば、まず、様子をみてくる。そして、「かかりつけ歯科医として、可能な限りの歯科治療や口腔のケアや摂食指導などを行おう」という、今でもその気持ちに変わりはありません。

かかりつけ歯科医としての役割を
チェアーサイドからベッドサイドまで

　今後、75歳以上の高齢者が増加し、在宅などで療養を余儀なくされる患者さんがさらに増加します。摂食嚥下障害のある患者さんも増加することから、最期まで「口から食べること」を歯科として支援できることは、多くあると思います。かかりつけ歯科医として継続的な歯科治療や口腔のケア、口腔機能管理などを診療室のチェアーサイドだけではなく、地域を歯科医療の場と考えて、患者さんのベッド

サイドにおいても提供できようにしていくことが大切です。在宅歯科医療を通じて、歯科医師として、また一生活者としても在宅療養する患者さんとご家族から逆に学ぶことも多くあります。

患者さんとご家族を中心に3つのワークを

　在宅歯科医療には3つのワークが大切であるといわれます。積極的に「地域に出る」という「フットワーク」をよくすること、地域の身近なところで多職種や高次医療機関との「ネットワーク」をつくり、必要な医療や介護を支えるための「チームワーク」をよくすることです。患者さん、ご家族はそのチームの中心であり、信頼関係の基本でもあります。永年、地域で歯科医療を担ってきているかかりつけ歯科医がこの3ワークを実践できる環境整備が地域に「出る」歯科医療の推進につながります。そのためには、地域の行政、歯科医師会の役割も大きいと考えます。在宅主治医や訪問看護師などとの医療連携を基本に、病院歯科などともしっかりと連携しながら、かかりつけ歯科医としての在宅歯科医療への歩みを始めていただきたいと思います。地域で療養する多くの方々が、我々、歯科医師、歯科衛生士をいつも待っています。

今歯科医療が問われていること

冨田かをり

　う蝕や歯周疾患の治療をしながら、私たち歯科医はセルフケアによる口腔疾患の予防の大切さを実感し、そのことを社会に発信してきました。その結果として子どものう蝕罹患率は減り、あらゆる世代で喪失歯数が減少し、8020運動の達成率は全国平均で約38％と推定されています。数多くのプロジェクトで、成果が感じられる数字がでていることは、我々が誇っていいことであり、今後さらに伸びていくことが期待されています。

　ではセルフケアができなくなった時にどうするのか？　治療や定期的なスケーリングなどが必要でも歯科受診がままならない時にどうするのか？　残した20本の歯をどのように管理し使っていくのか…?　これが我々に突きつけられた次なる課題

だと思います。

　15年ほど前、私が摂食嚥下の評価と指導のために初めて特養に行く機会を与えられた頃は、入居者の多くは残存歯も少なく、総義歯やそれに近い義歯を装着しているか、あるいは合う義歯を持っていない人も多くいました。介護者にとっての口腔のケアはある意味楽でした。はずして洗えばよかったのです。また介護現場ではミキサー食なら義歯はなくても問題ないとも思われていました。でもそうではない。噛むためにはもちろんですが、飲みこむためにも咬合は大切であり、多くの人が望んでいるのは生涯食べることを楽しむことだろうと思います。「口から食べられないのだったら歯なんかない方が楽でいい」と言われないために、私たちはこれから何をしたらいいのでしょうか？

　介護予防は口腔機能向上プログラムも含めて必要であることは間違いありません。でも人生の最後のステージで要介護の状態に陥ることや、疾患や事故により思うように身体の自己管理ができなくなることは、どんなに予防しても避けきれるものではなく、決して自己責任ではないはずです。だとしたら、予防だけでは片手落ちであり、要介護になった時のための備えと対応を提供するのは私たちの責務でしょう。

　これからの高齢者は義歯だけでなく、全部自歯、あるいはブリッジ、インプラントなど口腔内は多様化することが予想されます。それに伴い口腔の衛生状態を維持し、感染源とならないようにするためのケアも複雑化してくるでしょう。その一方で口腔機能を維持し生涯口から食べることへの人々の希望は強くなっていると考えられます。なぜならそのためにこそ頑張って歯を残してきたのですから。

　人生のどのステージにおいても歯科の役割はあります。たとえ歯がなくても、胃ろうから栄養を摂っていたとしても、口腔の器質的ケア、機能的ケアを通じて、口からの健康支援、生活支援が可能です。一人でやる必要はありません。多職種との横のつながり、高次医療機関との縦のつながりを少しずつ築いていけば、安心して自分の領域で役割を果たすことができるはず…。それこそが今歯科医療に求められていることではないでしょうか？

監修者略歴

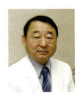

細野 純（ほその じゅん）
1975年 日本歯科大学卒業、虎の門病院専修医。
1977年 虎の門病院歯科勤務を経て1980年 東京都大田区に開業。

冨田かをり（とみた かをり）
1984年 東京医科歯科大学歯学部卒業。氷川下病院歯科勤務ののち、昭和大学歯学部口腔衛生学教室の研究生、助手を経て、現在は昭和大学歯学部スペシャルニーズ口腔医学講座口腔衛生学部門 兼任講師を務める。
障がい児者の施設、特別養護老人ホーム、特別支援学校にて摂食嚥下リハビリテーションや摂食指導を担当している。
日本摂食嚥下リハビリテーション学会認定士、日本老年歯科医学会認定医。

デザイン&DTP
金子俊樹　対馬りか

写真
三次真二

イラストレーション
佐々木つね子

はじめよう在宅歯科医療
在宅療養を支える"かかりつけ歯科医の役割"と"地域包括ケア"

発行日	2015年3月30日　第1版第1刷
監修者	細野 純　冨田かをり
発行人	湯山幸寿
発行所	株式会社デンタルダイヤモンド社 〒113-0033 東京都文京区本郷3-2-15 新興ビル 電話＝03-6801-5810(代) http://www.dental-diamond.co.jp/ 振替口座＝00160-3-10768
印刷所	株式会社TONEGAWA

ⓒJun Hosono, 2015
落丁、乱丁本はお取り替えいたします

● 本書の複製権・翻訳権・上映権・譲渡権・公衆送信権（送信可能化権を含む）は㈱デンタルダイヤモンド社が保有します。
● JCOPY〈(社)出版者著作権管理機構 委託出版物〉
本書の無断複写は著作権法上での例外を除き禁じられています。複写される場合は、そのつど事前に(社)出版者著作権管理機構（TEL：03-3513-6969、FAX：03-3513-6979、e-mail：info@jcopy.or.jp）の許諾を得てください。